ÉTUDE

LE CORNAGE CHRONIQUE

ÉTUDE

SUR LE

CORNAGE CHRONIQUE

PAR

P.-F. CHARON

Vétérinaire en premier au Dépôt de Remonte de Caen ;
Chevalier de la Légion d'Honneur ;
Membre titulaire de la Société de Médecine Vétérinaire du Calvados,
de la Manche et de l'Orne ;
Membre correspondant de la Société de Médecine Vétérinaire pratique
de la Seine.

Labore et rerum longinqui temporis usu.

Médaille d'Or de 500 francs du Ministère
de l'Agriculture.
(Concours de 1882.)

PARIS

ASSELIN & HOUZEAU

Libraires de la Société centrale de médecine Vétérinaire

Place de l'École de Médecine.

—

1886

AVERTISSEMENT.

L'importante et consciencieuse monogra-
graphie de M. Charon sur le *Cornage
Chronique*, publiée par les soins de la Société Vétérinaire du Calvados, de la Manche
et de l'Orne, est extraite du XXVe Volume,
actuellement sous presse, des *Mémoires* de
la Société.

M. Charon a spontanément fait abandon
du profit qu'il pouvait retirer de son travail,
en faveur de la Société qui s'honore de le
compter au nombre de ses membres titu-
laires les plus instruits et les plus zélés : le
seul désir de l'honorable Vétérinaire en
1er du dépôt de remonte de Caen, si bien
placé d'ailleurs pour connaître à fond la
question qu'il traite avec tant de compé-

tence et de lucidité, étant de répondre ainsi
aux nombreuses marques d'estime qu'il a
reçues de ses confrères et amis.

Les exemplaires de cet ouvrage que nous
faisons tirer à part, et que nos éleveurs
pourront si utilement consulter, seront donc
vendus au profit de la caisse de la Société.

Le Secrétaire général, Trésorier,

A. BRUNET.

Mézidon, le 21 décembre 1885.

ÉTUDE

SUR

LE CORNAGE CHRONIQUE

Labore et rerum longinqui temporis usu.

I.

Qu'entend-on par cornage chronique.

Pour se faire une idée bien exacte de ce que l'on doit entendre par cornage chronique, il est nécessaire de bien préciser la signification du mot *cornage*, de connaître l'acte physiologique pendant lequel il se produit, et d'interpréter judicieusement le phénomène morbide auquel on doit l'appliquer.

Dans son acception la plus large, le mot cornage désigne un bruit que les chevaux font en respirant ; mais cette définition est trop générale ; car nous verrons par la suite que la respiration peut être bruyante sans qu'il y ait cornage ; aussi est-il utile de la restreindre, de manière à traduire aussi exactement que possible la pensée des auteurs vétérinaires qui, les premiers ont parlé de ce vice.

De Solleysel et tous ses compilateurs désignaient sous le nom de *siffleurs* ou de *souffleurs* les chevaux dont la respiration devenait bruyante après avoir galopé, sans que les flancs fussent *émus* ou *furieusement agités* lorsqu'on les arrêtait.

Dans leur esprit, ce que nous appelons cornage était un bruit de sifflement ou un souffle dur qui se produisait pendant la respiration, et ils attachaient au timbre de ce bruit une importance capitale, car ils ont réservé le nom de *gros d'haleine* au cheval qui avait la respiration plus précipitée que bruyante.

Ces expressions assez significatives, surtout la première, ont disparu du langage hippique français ; mais elles ont été conservées chez nos voisins d'outre-Manche et d'outre-Rhin, pour désigner le vice qui nous occupe, et que l'on observe aussi fréquemment chez eux que chez nous.

Les mots anglais *wisther* (siffleur), *roaring* (mugissement), sont les équivalants des mots de l'ancienne hippiatrie. Dans la langue tudesque *Hartschnaufen* (souffle dur), *Pfeiderdamph* (respiration sifflante) caractérisent deux diapasons différents du bruit du cornage.

Le mot cornage, qui s'est substitué chez nous aux expressions sus-énoncées, si nous en croyons une tradition normande, serait originaire de ce pays et aurait pénétré dans l'inrieur de la France avec le cheval des départements côtiers de la Manche, qui, lorsqu'il était atteint de ce vice, faisait entendre un bruit comparable à celui que les herbagers tiraient de leur corne lorsqu'ils rassemblaient leurs troupeaux.

Cette origine nous paraît assez naturelle, la Normandie ayant toujours été la contrée la plus favorisée sous ce rapport ; mais, cette expression ne nous semble pas aussi heureuse que les autres, attendu qu'elle caractérise moins bien le bruit particulier qui, dans l'immense majorité des cas, signale l'existence de ce vice. S'il fallait, dans la pratique, s'en tenir au diapason du bruit de la corne, il serait difficile d'en faire l'application, les jeunes chevaux cornant rarement assez fort pour qu'on puisse rapprocher le bruit qu'ils font de cette tonalité particulière.

Toutes les expressions admises, aussi bien en France qu'à l'étranger, pour désigner ce vice, impliquent un bruit particulier qui se produit pendant l'acte de la respiration, dont la tonalité est excessivement variable ; qui peut être, à son minimum d'intensité, un *léger sifflement*, et à son maximum, un bruit rappelant

tout à la fois le *ronflement du sommeil* et le *râle-
ment de l'agonie.*

Le cornage se produisant toujours pendant
l'acte de la respiration, et accompagnant et
modifiant le souffle normal physiologique,
conséquence de l'entrée et de la sortie de l'air
des voies respiratoires, analysons en quelques
lignes cet acte, pour pouvoir préciser autant
que possible où le bruit caractéristique du vice
commence ; de manière à ne pas le confondre
avec ceux physiologiques, quelles que soient,
du reste, leur rudesse et leur intensité.

Si l'on considère un cheval dans un état de
calme absolu, et qu'on prête attentivement
l'oreille : si l'on est à une faible distance, on
n'entend absolument rien, et il faut s'appro-
cher des naseaux pour saisir un léger bruit de
souffle, qui n'est autre chose que celui qui se
produit dans le larynx, et qui se perçoit très
distinctement en appliquant l'oreille sur cet
organe.

Ce souffle, dit souffle laryngé, se fait en deux
temps inégaux : l'un, plus long, se produit
pendant l'inspiration, au moment où la glotte
se dilate ; et l'autre, plus court, correspondant
au rétrécissement du détroit laryngien, se
rapporte à l'expiration ; mais, si elle vient à
s'accélérer sous l'influence d'une cause quel-

conque, et pour peu qu'elle se précipite, on entend à distance le souffle respiratoire. Si on ausculte toute l'étendue du conduit, on constate partout son élévation, surtout au larynx où il présente un peu plus de rudesse, mais sans changer pour cela de note.

Ce bruit, quelle que soit son intensité, ne constitue jamais que le souffle normal ; il peut élever son diapason sans cesser d'être physiologique, comme on le remarque chez les chevaux qui n'ont jamais été soumis aux allures vives, et chez ceux qui sont dans un état d'embonpoint excessif ; ou encore chez la jument pleine, lorsqu'elle est arrivée à une période assez avancée de la gestation , ou bien chez les animaux dont le ventre a pris d'énormes dimensions par suite d'une alimentation grossière , exclusivement herbacée. C'est ce que nous pourrons appeler la respiration soufflante, celle qui caractérise le cheval *gros d'haleine.*

Maintenant, supposons un obstacle dans un point quelconque du conduit aérifère , ou un défaut d'écartement suffisant des cordes vocales : ce n'est pas seulement la colonne d'air qui entre en vibration, mais aussi le tissu qui recouvre l'obstacle ou les rubans vocaux eux-mêmes. La respiration prendra alors un caractère de sonorité qui n'est autre chose que le cornage.

Or, on sait que les premières voies de la respiration peuvent être rétrécies par des causes extrêmement multiples, et que le cornage se produira, nous l'avons dit, chaque fois que les tissus mêmes qui circonscrivent le segment retréci entreront en vibration.

Tantôt, c'est une tumeur développée dans le conduit respiratoire ; d'autres fois, c'est la muqueuse hypertrophiée ou œdémaciée, ou bien encore des ulcérations siégeant sur les cordes vocales, comme on l'a constaté dans la morve chronique ; d'autres fois encore, c'est leur paralysie, déterminée par des lésions nerveuses ayant entrainé l'atrophie des muscles qui les constituent, qui sont les causes immédiates du bruit qui nous occupe.

Ce qu'il importe surtout de faire ressortir, selon nous, c'est que le cornage implique toujours un rétrécissement des voies aériennes.

Le bruit le plus ordinaire du cornage laryngien, celui de tous le plus fréquent, est un léger sifflement. C'est le signe le plus affirmatif du cornage chronique à son début, de celui surtout qui est héréditaire, ainsi que nous l'avons constaté maintefois sur les poulains issus de parents corneurs, qui le sont devenus sans qu'on ait observé chez eux le moindre symptôme de maladie inflammatoire.

Le sifflement n'est pas le seul bruit propre au cornage chronique, rien n'est plus variable que le son par lequel il se manifeste : il peut être grave ou aigu , plus ou moins sonore , et parcourir tous les tons de l'échelle diatonique. Il ne se produit généralement qu'après un exercice plus ou moins prolongé ; mais, on l'a observé pendant le repos , surtout pendant l'action de manger l'avoine. Il augmente d'intensité, le plus ordinairement, avec l'accélération de la respiration ; mais il peut conserver le même ton et même diminuer sensiblement par le seul fait du travail , comme on le remarque lorsqu'il a été la conséquence d'une affection laryngo-pharyngée, qui laisse souvent après elle de l'hypertrophie de la muqueuse et un engorgement œdémateux du tissu sous-jacent.

Il persiste souvent, l'exercice terminé, jusqu'à ce que la respiration ait repris un calme relatif ; mais il peut cesser avec les efforts nécessités par une marche rapide ou une traction pénible. Bon nombre de chevaux ne cornent qu'en action, et ne laissent plus rien entendre lorsqu'ils sont arrêtés ; pour le reproduire, il faut provoquer un nouvel effort.

Cette manière d'être du cornage suscite tous les jours de grandes difficultés, quelques vétérinaires ne voulant pas reconnaître corneurs les chevaux qui sont dans ces conditions. Cependant, nous croyons qu'il y a là du véritable cornage ; du reste, en suivant un peu longtemps ces chevaux, on acquiert la certitude qu'ils cornent une fois arrêtés. Nous avons pris comme monture un cheval dans ces conditions, qu'un de nos collègues n'avait pas voulu condamner, nous avons été obligés de nous en défaire un an après : il cornait au pas, en montant une côte un peu raide, et le bruit persistait au repos.

Nous pourrions encore citer un éleveur qui trop confiant dans un léger sifflement qui cessait avec l'exercice, a perdu sur deux poulains 3,000 francs, sans compter les frais d'élevage. Ces deux animaux, fils de *Niger*, qu'il payait 5,500 francs à 18 mois, ont été revendus, châtrés, l'un 2,000 francs, parce qu'il cornait peu et qu'on pouvait en faire un cheval de commerce ; et l'autre fut livré pour 500 francs : il était à 4 ans corneur défoncé, comme on dit dans le pays, lorsqu'on veut exprimer le maximum du vice.

Il est important de ne pas confondre avec le cornage certains bruits qui se produisent pendant l'exercice, et qu'on peut considérer comme physiologiques chez les animaux qui les produisent : ce sont ceux déterminés par la vibra-

tion des ailes du nez ou par les fausses narines ;
ils n'impliquent aucune gêne , aucun obstacle
à l'acte de la respiration, tandis que le sifflement est l'expression d'une lésion du larynx.

Pour pouvoir joindre le qualificatif chronique
au mot cornage, il est indispensable que le
bruit par lequel il se traduit, ne puisse être
attribué à aucune maladie aiguë , ou à une
compression accidentelle d'une partie quelconque du tube aérifère. Le moindre symptôme
aigu devra faire ajourner toute interprétation,
si l'on ne veut pas s'exposer à des mécomptes.

Le cornage pouvant être la conséquence
d'une hypérémie des cordes vocales, ne s'ac-
cusant par aucun symptôme extérieur , il est
prudent, lorsqu'on examine des jeunes chevaux
qui viennent d'émigrer, de ne pas se hâter de
déclarer chronique le cornage qui se présente
chez eux et qui disparaît souvent après quelques jours, mais quelquefois après un ou deux
septenaires seulement.

Si nous avons été exact dans la description
que nous avons donnée du bruit respiratoire
normal, des modifications qu'il peut subir par
suite des conditions particulières dans lesquelles peuvent se trouver les animaux, et connaissant les principaux modes d'expressions et de
manifestations du cornage chronique, nous

pouvons essayer d'en donner une définition.

Pour nous, *l'expression de cornage chronique se rattache à un bruit morbide, s'entendant à distance, à timbre variable, se produisant pendant l'acte de la respiration, en dehors de toute affection aiguë des voies respiratoires ou des organes qui ont avec elles des rapports de continuité ou de contiguïté et impliquant toujours une diminution plus ou moins circonscrite du diamètre des voies aériennes, quelle que soit, du reste, la manière dont il se manifeste, au repos ou pendant l'exercice, qu'il soit continu ou intermittent, qu'il persiste ou disparaisse après l'action, sans tenir compte du mode d'essai ou de l'allure employés, qui ne seront pas subordonnés à la conformation extérieure du cheval ou à son aptitude spéciale à remplir un service donné.*

II.

Quelle est la nature et quel est le siège de ce vice ?

Le cornage chronique n'est pas une maladie, ce n'est qu'un symptôme propre à plusieurs affections des voies aériennes ; il est toujours la conséquence de lésions matérielles, apportant un obstacle plus ou moins sérieux à l'accomplissement de l'acte de la respiration ; et c'est à tort, croyons-nous, que les Allemands le rattachent à la diathèse rhumatismale , et qu'ils le considèrent comme une des nombreuses manifestations de ce protée pathologique.

Il est toujours dû, selon nous, à un rétrécissement survenu sur un point quelconque du tube respiratoire, et celui que nous considérons comme typique, parce que il est de beaucoup le plus commun , est celui qui résulte de la paralysie des cordes vocales, déterminée par une lésion des nerfs laryngés inférieurs ou récurrents , lésion entraînant fatalement la dégénérescence atrophique des muscles du larynx.

Il n'est pas toujours facile de constater la lésion nerveuse, elle peut même faire absolument défaut en tant que lésion matérielle ; mais elle est indéniable, le nerf ayant perdu la faculté de transmission du pouvoir contractile aux muscles intrinsèques du larynx ; aussi, croyons-nous que le cornage, particulièrement celui héréditaire , qui naît sans cause appréciable, est la conséquence d'une névrose du pneumogastrique ou du laryngé inférieur, qui est une de ses divisions.

L'importance que jouent ces nerfs dans la fonction laryngienne se prouve expérimentalement. On sait, en effet, que leur section, ou simplement leur compression , paralyse les muscles du larynx, sauf le crico-thyroïdien qui reçoit son pouvoir contractile du laryngé supérieur.

La conséquence immédiate de la compression de ces nerfs, c'est d'anéantir l'action des muscles aryténoïdien et crico-aryténoïdien, qui agissent directement sur la glotte et qui ont pour mission d'ouvrir largement cette ouverture pour satisfaire à tous les besoins de la respiration. Ces muscles paralysés, l'ouverture glottique devient insuffisante pour peu que la respiration s'accélère, et il se produit alors un bruit morbide que l'on est convenu d'appeler cornage.

La lésion morbide n'agit pas avec la soudaineté de la lésion expérimentale ; mais elle arrive aussi sûrement au même but : l'atrophie musculaire, qui, comme nous l'avons dit, est fatalement la conséquence de toute lésion nerveuse.

Ce qu'il y a de remarquable, c'est que l'atrophie musculaire siège toujours à gauche, ainsi que M. Goubaux l'a démontré, ce qui tendrait à prouver que le récurrent gauche est toujours plus ou moins compromis. Cette particularité serait due à ce que le nerf laryngé inférieur de ce côté traverse, avant sa sortie de la poitrine, le groupe des ganglions bronchiques, qui sont souvent le siège d'un engorgement qui déterminerait une compression lente, mais continue (M. Trasbot).

Il semblerait que les lésions caractéristiques du cornage chronique se rencontrant toujours à gauche, lorsqu'elles n'intéressent qu'un seul côté du larynx, le bruit par lequel il se traduit devrait toujours se manifester du même côté lorsqu'il reste unilatéral, ou y prendre son summum d'intensité lorsqu'on peut l'entendre à droite et à gauche. C'est le contraire qui se produit : lorsque le cornage ne se manifeste que d'un seul côté, c'est le plus souvent à droite, et c'est encore là où il a le plus d'intensité lorsqu'il est bilatéral.

Cette opposition entre les lésions et le bruit symptomatique du cornage nous a fait supposer qu'il était produit par la vibration de la corde vocale restée saine, et que lorsqu'il y avait prédominance du bruit d'un côté, c'est que la lésion la plus achevée existait du côté opposé.

On comprendra que nous n'avançons ce fait que sous bénéfice d'inventaire : il aurait besoin d'être contrôlé par l'expérimentation directe ; et si nous l'avons mentionné, c'est qu'il nous a paru une déduction logique de ce que l'observation quasi journalière nous a appris.

Une autre particularité anatomique du récurrent gauche expliquerait encore la fréquence des lésions de ce côté : c'est sa situation
plus superficielle chez beaucoup de sujets, ce
qui l'exposerait davantage aux chocs et aux
violences extérieures (M. Goubaux).

L'on sait aussi que les deux nerfs laryngés
inférieurs, avant de distribuer leurs rameaux
dans les muscles intrinsèques du larynx, passent sous les crico-pharyngiens en croisant le
cartillage cricoïde, sur lequel ils peuvent subir
la pression de ces muscles, lorsque ceux-ci
participent à l'inflammation de la gorge dans
le cas d'angine simple ou gourmeuse ; là, cette
pression aura d'autant plus d'action que les
muscles reposent sur une plaque cartilagi-
neuse, qui les empêche de fuir sous la pression
et de changer momentanément leurs rapports.

Le cornage, pouvant être la conséquence de
lésions bien diverses de l'appareil de la respiration, ou des organes qui ont avec lui des
connexions médiates ou immédiates, peut va-
rier son siège ; mais, dans l'immense majorité
des cas, c'est au larynx qu'il faut le placer, que
la lésion intéresse l'organe directement ou in-
directement, comme, par exemple, lorsqu'il
est la suite d'un engorgement des ganglions
bronchiques, ou le résultat d'une tumeur mé-

lanique ou autre siégeant à la partie postérieure de la trachée et englobant un ou deux
récurrents.

Chaque fois que le cornage aura pour cause
une tumeur oblitérant partiellement le tube
respiratoire, il aura son siège au niveau même
de cette tumeur, et il sera d'autant plus intense
qu'elle sera plus limitée, mieux circonscrite.
La colonne d'air inspiré et expiré a une prise
facile sur cette saillie ; elle se met beaucoup
plus aisément en vibration sonore que lorsque
l'air passe sur une surface étendue et unifor-
mément rétrécie.

Lorsque le cornage est la conséquence d'une
tumeur intratrachéale, d'un trachéocèle par
exemple, il est souvent accompagné d'un râle
muqueux occasionné par l'arrêt des produits
de sécrétion ; le râle diminue lorsqu'il y a ex-
pectoration.

Le cornage survenant à la suite d'angine
simple ou gourmeuse n'a pas de siège bien
délimité, la cavité pharyngo - laryngée étant
sensiblement rétrécie par l'état de la muqueuse,
qui reste plus ou moins longtemps épaissie,
infiltrée et soulevée par un œdème en nappe
du tissu cellulaire sous-jacent ; le bruit est
souvent plus rauque que lorsqu'il est exclusivement glottique.

Dans le cornage héréditaire, le siège du bruit est toujours au niveau de la glotte ; il affecte un timbre particulier, qui est le *sifflement* au début, pour devenir *bruit de scie* avec le progrès de la paralysie et de l'atrophie musculaire : c'est ce qui fait dire que le cheval *scie du bois*.

Pour préciser le siège du cornage, il est indispensable de pratiquer l'auscultation de tout le conduit respiratoire, depuis l'ouverture des naseaux jusqu'à l'entrée de la poitrine, et de chercher le point où il offre le plus d'intensité ; mais il ne faut pas oublier que, quel que soit le lieu où siège l'obstacle, le bruit sera toujours plus intense, plus saisissable au niveau du larynx, qu'entre cet organe et l'obstacle où il acquiert son summum.

Depuis deux ans, nous avons toujours ausculté les chevaux corneurs qu'il nous a été donné de voir ; il est vrai que tous ces chevaux étaient jeunes, 3 à 5 ans ; toujours nous avons constaté que le cornage siégeait au larynx, au niveau des cordes vocales.

III.

De l'hérédité du cornage chronique.

Lorsque, décidé à étudier le cornage chronique, nous nous sommes adressé à l'Admi-

nistration des Haras pour obtenir l'autori-
sation de fouiller dans ses archives , afin
d'apporter dans cette partie de notre travail
des documents précis et authentiques, il a
été répondu à notre demande par une fin
de non recevoir. Nous l'avons vivement
regretté, car cette question intéresse directement l'élevage, et tout le monde aurait pu tirer
profit d'une vérité démontrée par un grand
nombre de faits. Il eut été facile, en effet, en
possédant le nom des étalons réformés pour
ce vice, d'établir, au moyen du stud-book du
demi-sang, leurs liens de parenté, et de dissi-
per pour toujours le doute qui règne encore
dans l'esprit de quelques hippologues.

Nous possédons heureusement assez de
preuves pour fortifier l'opinion des croyants
et pour rallier à notre cause les indécis.

L'hérédité joue un grand rôle dans la genèse
du cornage chronique, et certainement, s'il est
devenu aussi fréquent chez les chevaux de certaines races, cela tient à ce qu'on a méconnu
la puissance de ce mode de transmission.

Bien que considéré comme héréditaire par
la majorité des hippologues qui ont pour mission d'augmenter et d'améliorer la production
chevaline, tous n'ont pas toujours pris , à
l'égard des reproducteurs atteints de ce vice,

les mesures restrictives que comporte la facilité avec laquelle il se transmet par voie d'hérédité.

Souvent, pour ne pas se priver d'un reproducteur remarquable, on n'a pas assez compté avec les chances de sa transmission héréditaire, et de nombreux mécomptes ont été le résultat de cette condescendance à l'égard de ce vice. Aujourd'hui encore, malgré l'expérience du passé et de nombreux déboires, l'Administration des Haras conserve dans ses établissements des étalons corneurs.

Les éleveurs ne sont pas plus prudents, et beaucoup livrent annuellement à la reproduction des juments atteintes de ce vice. Ils les conservent soigneusement, au contraire, soit parce qu'elles sont douées d'une grande vitesse et qu'elles donnent naissance à des poulains d'hippodrôme, soit parce qu'elles ont la réputation de donner des produits qui, lorsqu'ils sont mâles, sont élevés en vue d'en faire des reproducteurs.

Nous connaissons plusieurs juments dans ces conditions et dont les produits deviennent corneurs, à quelques exceptions près, à un âge peu avancé ; malgré cela, ils sont très recherchés et se payent de 1,500 à 2,500 francs au sevrage.

L'acheteur, qui souvent connaît la mère,
court les chances de ne pas voir survenir le
cornage avant de s'en être débarrassé à bon
prix ; s'il réussit, il réalise un bénéfice de plusieurs milliers de francs ; si, au contraire, ie
cornage apparaît, le poulain est châtré et livré
au commerce; si c'est une pouliche, on la livre
à la reproduction, et on perpétue ainsi le vice
dans la descendance.

Nous pourrions faire des personnalités,
citer des noms à l'appui de quelques faits ;
mais, pour ne pas compromettre le secret pro-
fessionnel, discréditer des écuries et nuire à
des intérêts privés, nous préférons conserver
le silence.

Cependant, citons une jument qui porte un
nom que Victor Hugo a poétisé dans son ro-
man de *Notre-Dame de Paris,* dont les produits,
à quelques exceptions près, ont corné comme
la mère et qui fait à son propriétaire une rente
annuelle de 1,800 francs en moyenne.

Une autre, dont le nom rappellerait de ten-
dres souvenirs aux étudiants du Quartier-
Latin, de 1854 à 1860, qui a remporté tous les
ans une prime au Concours d'Argences et même au grand Concours Hippique international ;
qui, atteinte du vice, a donné une longue descendance de corneurs. L'éleveur , que nous

connaissons, qui achetait tous les produits mâles, pourrait seul dire le préjudice que cette jument lui a causé. Pour nous, nous avons rendu, comme atteintes de cornage, deux de ses pouliches qui avaient été achetées par le Comité de Remonte.

Ces faits ne sont pas isolés ; nous pourrions en citer malheureusement trop d'exemples ; il ne se passe pas d'années qu'aux différents concours de primes, nous n'ayons vu des juments suitées atteintes de ce vice, et qui cornaient après avoir parcouru au trot quelques mètres au bout d'une longe.

Cet état de choses persistera tant qu'on ne soumettra pas les juments poulinières à une surveillance spéciale, et qu'on n'exigera pas des propriétaires, des certificats authentiques ; mais, pour cela, il est indispensable que l'Administration des Haras donne l'exemple, et qu'elle ne puisse pas faire en catimini un meâ-culpâ.

Nous n'avons pas l'intention, en incriminant l'Administration des Haras, d'attaquer l'honorabilité de ses membres ; nous savons qu'ils sont à l'abri de tout soupçon, et qu'il n'y a que la médisance qui puisse attaquer leur réputation ; nous savons avec quel soin scrupuleux et quelle autorité se fait l'examen des étalons achetés chaque année ; aussi la critique n'a-t-elle pas de prise de ce côté ; mais, comme le cornage peut se déclarer après l'achat, nous voudrions qu'avant la saison de la monte, et avant de partir pour leur station respective, tous les étalons fussent essayés à nouveau, et que la castration mette les animaux atteints de cornage dans l'impossibilité de transmettre leur infirmité.

Que de garanties pour l'élevage si l'Administration prenait cette détermination ! Ce serait aussi le seul moyen de faire cesser la suspicion qui règne sur beaucoup d'étalons.

La liberté absolue laissée à la reproduction compromet l'avenir de l'espèce chevaline et nuit à l'élevage consciencieux, qui supporte les conséquences de l'incurie ou de la mauvaise foi des producteurs. Aussi, voudrions-nous que l'Administration des Haras puisse refuser le service de ses chevaux aux juments atteintes de cornage chronique ; et, pour que l'on n'objecte pas que ce serait occasionner des frais de visite aux propriétaires, nous proposerons que chaque jument, avant la saillie, soit essayée par le chef de station, et, en cas de contestation seulement, que le propriétaire de la jument soit tenu de fournir un certificat délivré par un vétérinaire.

L'essai qui précéderait la saillie ne nuirait en rien à l'accouplement et serait accepté par les éleveurs, qui, presque tous , ont l'habitude de faire courir leurs juments avant de les présenter à l'étalon, dans l'intention de faciliter la conception.

L'Etat, comme les particuliers, gagneraient à cette mesure : l'un, en diminuant le nombre de chevaux réformés pour ce vice, et les autres en ne s'exposant plus à acheter des poulains entachés par le fait de leur mère.

Nous connaissons des écuries de production dont les élèves concourent dans une large part à la remonte des Haras, et dont le tiers, la moitié même des juments sont atteintes du vice qui nous occupe.

Il en est du cornage chronique comme de beaucoup de maladies héréditaires qui n'apparaissent qu'après la naissance et dans un âge plus ou moins avancé ; nous ne connaissons pas et il n'est pas, du moins nous le croyons , d'exemple de poulain atteint de ce vice à la naissance ou pendant la période d'allaitement ; mais, il ne s'en suit pas que, si le vice n'est pas apparent à cette période de la vie , le jeune sujet doive en être exempt dans l'avenir. Tous les produits issus de parents corneurs apportent en naissant une prédisposition héréditaire qui les laisse sous le coup de l'apparition du vice. Il suffira d'une légère maladie des voies respiratoires pour que le cornage apparaisse ; quelquefois même il naîtra sans qu'on puisse l'attribuer au moindre mouvement fébrile et par la seule cause de l'influence héréditaire.

L'enquête et l'observation nous permettent d'avancer que, chez les poulains d'ascendants corneurs, soixante fois sur cent, le cornage terminera une affection des voies respiratoires ou une poussée de gourme ; tandis qu'au contraire, lorsqu'il n'y a pas eu dans l'une ou l'autre branche de générateurs entachés du vice, il est plus rare de le voir suivre une maladie des organes de la respiration.

Ce fait est parfaitement connu des éleveurs d'étalons, qui établissent avec soin l'arbre généalogique de leurs élèves, pour faire immédiatement la part des accidents, et ne pas avoir de déception au moment de la réception par les Haras. Si un suspect tombe malade, il est, après guérison, essayé à plusieurs reprises et à des intervalles assez éloignés, car le cornage peut exister après la maladie et disparaître quelques mois après. S'il persiste, le cheval subit la castration, à moins que l'on ne soit près de l'époque où l'Administration des Haras fait son choix parmi les élèves, auquel cas, l'éleveur conserve son poulain entier avec l'espoir de le vendre à des étrangers, qui se montrent peu sévères sur l'examen des chevaux, au point de vue des vices rédhibitoires.

L'établissement de la généalogie, en ce qui concerne les poulains entiers élevés en vue de l'étalonnage, est très facile, le demi-sang normand ayant son stud-book ; mais, elle est beaucoup plus difficile à établir pour les juments qui n'ont, pour la plupart, aucune pièce officielle constatant leur origine ; et, lorsqu'elles en possèdent, l'uniformité de noms, les signalements ébauchés, souvent raturés, amènent une confusion dont il est difficile de faire sortir la vérité ; aussi prendrons-nous des exemples de cornage héréditaire exclusivement dans le sexe mâle, parmi les chevaux ayant appartenu à l'Administration des Haras et parmi les étalons approuvés de la Normandie.

Tous les étalons dont nous donnerons les noms et dont nous dresserons un tableau à la fin de cette question, ont créé des corneurs. Cornaient-ils tous ? Nous ne pouvons l'affirmer, n'ayant pu nous faire une opinion personnelle sur eux, et cela pour plusieurs raisons. D'abord, bon nombre de ceux que nous incriminons sont morts depuis longtemps, soit comme pensionnaires de l'Administration des Haras ou, après avoir été réformés par elle, sans que le motif de radiation ait été livré à la publicité; et ensuite, parce que nous n'aurions jamais pu soumettre les étalons de l'Administration à une épreuve quelconque, pour nous assurer s'ils possédaient le vice qu'ils transmettaient à leurs descendants.

Force nous est donc de nous en rapporter, pour ceux que nous n'avons pas connus, aux témoignages contrôlés les uns par les autres, d'un grand nombre d'éleveurs, et aux renseignements que plusieurs de nos confrères nous ont donnés.

Nous n'avons nullement l'intention de critiquer les actes de l'Administrations des Haras; et, si nous mettons en cause les étalons lui appartenant, c'est qu'elle a presque exclusivement le monopole de l'étalonnage chevalin dans la région que nous habitons. Qu'il nous soit permis, cependant, d'émettre un vœu pour l'avenir, et en cela nous savons aller au-devant du désir de beaucoup d'éleveurs. Nous voudrions que l'Administration publiât, à chaque réforme, le motif pour lequel l'étalon a été réformé ; l'élevage consciencieux y gagnerait, en s'empressant de réformer à son tour les juments issues de lui. En agissant ainsi, l'administration ne ferait que devancer de quelques jours l'opinion publique, qui n'est que l'écho des divulgations de ses employés subalternes ; mais, comme les faits se modifient en passant de bouche en bouche et qu'ils peuvent devenir mensongers, il serait plus simple de publier officiellement les motifs de réforme.

Il est certain que si cette publication était faite, le cornage héréditaire serait moins fréquent aujourd'hui ; les poulains issus de parents corneurs ne trouveraient plus d'acheteurs, les éleveurs ne livreraient plus à la reproduction les juments dont les produits seraient suspectés par tous ceux qui sont soucieux de leurs intérêts.

Là liste des étalons qui ont produit des corneurs serait longue, aussi allons-nous nous contenter de donner les noms de ceux qui ont joui de la plus mauvaise réputation.

En première ligne citons *Eastham*, pur-sang, mort depuis longtemps, qui était corneur et poussif dès son bas âge. Il avait, en outre, ceci de particulier, c'est qu'il était, malgré une grande distinction, sans énergie, sans ardeur ; c'était, en un mot, une belle rosse. Ce cheval a laissé en Normandie une longue descendance de demi-sang corneurs. Malheureusement, il produisait très-bien au point de vue esthétique;

il était très demandé, et a laissé par cela même, partout où il a séjourné, des traces de son passage. Il n'est pas d'éleveur de la vallée d'Auge qui n'ait conservé de lui un triste souvenir, et dont aujourd'hui beaucoup ne mau-- dissent la mémoire : presque tous ses descendants ont été corneurs. On retrouve de son sang dans *Chasseur*, qui était son propre fils ; dans *Carnassier*, son petit-fils. C'est encore lui qui a produit le fameux *Ganymède*, par une fille de *Chasseur*, fils d'*Eastham*.

Ganymède, à son tour, a donné le jour à son homonyme *Ganymède*, qui a produit le fameux *Troarn*, dont les amateurs de carrossiers à belle prestance rêvent encore, mais qui a dépassé la réputation de son aïeul *Eastham* et compromis pour de longues années la vallée d'Auge, son lieu de naissance et un des berceaux de la race anglo-normande. Tous ces chevaux, d'une beauté physique irréprochable, étaient sans fond, sans résistance.

Ce *Troarn* a légué à *Ventre-Bleu*, *Abélard*, *Barbe-Bleue*, *Bertrand*, *Charlatan*, *Dongola*, *Etoffé*, etc., tous étalons de demi-sang, son triste héritage. C'est en parlant de lui que les éleveurs de la plaine disaient : « Il a du Béran- « ger dans le gosier », périphrase aussi signi- ficative qu'imagée.

Pour rester dans la descendance d'*Eastham,* citons encore *Québec*, qui était aussi fils de *Ganymède* et qui a donné successivement *Androclès, Hambourg, Darius, Diamant, Divus, Dominant, Echanson, Hallebardier,* etc., qui ont tous produit des corneurs.

En examinant la descendance de *Schamyl, Pretty-Boy, Ivanof, Trouville, Torrent, Gabier,* étalons de pur-sang, il serait facile de trouver des exemples de transmission du vice dont ils étaient atteints ; contentons-nous de citer, dans la descendance de *Trouville : Lucratif, Montpensier, Muphti, Quotiès,* qui n'ont pas échappé à la loi d'hérédité, et qui ont transmis la prédisposition à leur progéniture.

Ces étalons de pur-sang ont contribué à modifier l'ancien cheval normand et même concouru à créer la race anglo-normande ; mais, s'ils ont amélioré les formes des uns, donné plus d'énergie aux autres, ils ont accentué la prédisposition au cornage, dont l'ancienne race normande était gratifiée.

Le nombre des étalons de demi-sang qui ont produit des corneurs est élevé et ne semble pas diminuer d'importance ; témoins les 108 chevaux réformés pour ce vice pendant les années 81, 82 et 83. Il faut espérer cependant que la grande sévérité qui préside à la récep-

tion des chevaux, et les réformes qui s'opére-
ront encore, du moins nous le croyons, diminueront les cas de cornage héréditaire, et que
la mauvaise réputation faite au cheval normand
de nos jours ne tardera pas à s'amoindrir.

Il ne serait pas logique d'imputer tous les
cas de transmission aux procréateurs mâles,
la statistique prouvant que le cornage est aussi
fréquent chez la jument, comme on pourra
s'en rendre compte en parcourant le tableau
suivant, dans lequel nous avons établi la proportion sur cent des cas de cornage, dans
chaque sexe, observés sur les animaux achetés
dans une période de 10 ans.

Il est donc de toute justice, et rationnel, de
faire supporter aux mères une bonne part des
accidents qui causent tant de préjudice à l'élevage dans quelques départements de l'Ouest
de la France.

Années.	SEXES.	Nombre d'animaux achetés par sexe.	Nombre de corneurs	Proportion sur cent.
1871	Chevaux.	1702	14	0.82
	Juments.	1907	17	0.89
1872	Chevaux.	1257	9	0.71
	Juments.	1125	10	0.88
1873	Chevaux.	960	5	0.52
	Juments.	690	4	0.57
1874	Chevaux.	1005	21	2.08
	Juments.	730	6	0.82

Années.	SEXES.	Nombre d'animaux achetés par sexe.	Nombre de corneurs	Proportion sur cent.
1875	Chevaux.	1352	20	1.47
	Juments.	1044	5	0.47
1876	Chevaux.	724	10	1.38
	Juments.	551	5	0.90
1877	Chevaux.	1150	25	2.17
	Juments.	776	8	1.03
1878	Chevaux.	1273	23	1.80
	Juments.	707	11	1.55
1879	Chevaux.	1503	36	2.39
	Juments.	770	26	3.27
1880	Chevaux.	1612	43	2.66
	Juments.	982	34	3.46
Totaux.	Chevaux.	12538	206	1.62
	Juments.	9282	126	1.35

La moyenne serait pour les chevaux de 1.62 et pour les juments de 1.35 pour cent.

Ces proportions ne concernent que les chevaux hongres et les juments, car le cornage est plus fréquent chez les chevaux entiers. L'Administration des Haras achète toujours plus d'étalons qu'elle n'en a besoin pour compléter son effectif, parce qu'elle compte sur les rédhibitions pour cause de vices rédhibitoires, et elle estime que le cornage entre pour une proportion de 10 pour cent dans les achats. Chose remarquable dans les deux sexes : c'est parmi les sujets les mieux racés, les mieux faits que l'on rencontre le plus de corneurs.

L'hérédité directe, c'est-à-dire des conjoints aux enfants, nous semble suffisamment démontrée par les exemples que nous avons cités ; joignons-y encore le fait suivant, qui a pu être contrôlé par beaucoup de personnes : le cheval dont nous voulons parler, *Tam-Tam*, ayant paru sur presque tous les hippodrômes de trot ; il était, comme sa mère *Marinade,* venant des écuries du marquis de Croix, atteint de cornage.

Le cornage étant héréditaire en ligne directe, doit suivre les lois qui se rapportent à ce phénomène biologique ; et, en établissant avec soin la généalogie de quelques chevaux corneurs, il est certain que l'on trouverait des exemples d'hérédité indirecte ; c'est-à-dire venant d'ascendants de la ligne collatérale. De même, en suivant la descendance d'un vieil étalon corneur, on trouverait sûrement des cas d'hérédité en retour, c'est-à-dire des petits-enfants et arrière-petits-enfants qui ont produit des corneurs, bien que n'étant pas eux-mêmes entachés de ce vice. Les étalons *Kilomètre, Phare*, appartenant à l'Administration des Haras, sont probablement dans ce cas ; ils ne cornent pas, d'après le dire des employés des Haras ; mais nous pouvons affirmer que la moitié au moins de leur descendance est victime du vice dans un âge peu avancé.

Les faits d'atavisme ne sont pas absolument rares, et ce retour à la maladie des ancêtres serait une preuve d'hérédité de ce vice.

Il est certain que la transmission de la prédisposition au cornage chronique sera plus sûre, s'il existe des deux côtés une égale influence ; au contraire, si un seul des ascendants corne, les chances deviennent moins nombreuses, et peuvent même s'effacer devant une puissance de résistance du produit à contracter le vice, ce qui lui constitue une véritable immunité. Ce sont ces faits, encore assez nombreux, qui ont empêché de croire à son hérédité.

On sait, en effet, que l'influence héréditaire ne se fait pas également sentir sur tous les produits des mêmes conjoints, il y a même de nombreuses exceptions ; et, il est heureux que les choses se passent ainsi, sans quoi, le cornage serait bientôt un caractère de l'espèce chevaline. La transmission de la prédisposition à contracter le vice peut encore subir l'influence de l'âge des ascendants. Ainsi. tel étalon corneur produira pendant ses premières années de monte peu de poulains qui le deviendront, tandis que, dans un âge plus avancé,

la généralité de ses produits le sera. L'étalon
Pater en est un exemple remarquable : il a
produit très peu de corneurs dans sa jeunesse,
et, au contraire, dans sa vieillesse, il a gratifié
tous ses produits d'une susceptibilité héréditaire remarquable, et presque tous devenaient
corneurs dans un âge peu avancé.

LISTE DES ÉTALONS QUI ONT LE PLUS CONTRIBUÉ
A RÉPANDRE LE CORNAGE CHRONIQUE.

Année de la naissance.	NOMS des Étalons.	ESPÈCE	ORIGINES.	Quantité approximative de leurs produits corneurs.
1818	Eastham.	P. S.	Sir Ollivier et Cowslip, par Alexander.	beaucoup.
1828	Chasseur.	D. S.	Eastham et la Marquise, par Young-Rattler et Hylactor.	moitié.
1836	Carnassier.	D. S.	Chasseur et Oscar, D. I. O.	beaucoup.
1839	Ganymède.	D. S.	Xercès et la Louve, par Chasseur et Valient.	id.
1845	Ganymède.	D. S. approuvé.	Ganymède et Voltaire.	id.
	Schamyl.	P. S.	Rough-Robin et Kate-Kernay, par Napoléon.	peu.
1847	Neker.	D. S.	Ganymède et Young-Rattler.	beaucoup.
1848	Observateur.	D. S.	Introuvable et Xercès.	peu.
1849	Porthos.	D. S. approuvé.	Adolphus.	le tiers.
	Proportionné.	D. S.	Ganymède et Young-Rattler.	peu.
1850	Troarn.	D. S.	Ganymède et The Juggler, Y. Rattler. Y. Topper.	beaucoup.
	Québec.	D. S.	Ganymède et la mère de Baryton.	id.
1851	Inkerman.	D. S.	Jéricko et Aï.	id.
1853	Pretty-Boy.	P. S.	Ilde-Boy et Léna, par Glaneus.	peu.
	Tamerlan.	D. S.	Grainsboroug et Miss-Allen, P. S.	beaucoup.
1854	Andromède.	D. S. approuvé.	Carnassier et Diomède.	peu.
	Usager.	D. S.	Proportionné et Impérial.	beaucoup.
1855	Ventre bleu.	D. S.	Troar et The-Juggler.	id.
	Abeilard.	D. S.	Troar et Jéricko.	id.
1856	Acacia.	D. S.	Parfait et Faliero.	peu.
	Androclès.	D. S.	Québec et Béranger.	id.

Année de la naissance.	NOMS des Étalons.	ESPÈCE	ORIGINES.	Quantité approximative de leurs produits corneurs.
1857	Barbe bleue.	D. S.	Troarn et Montaigne.	moitié.
	Bayard.	D. S.	Québec et Chesterfield-Junior.	beaucoup.
	Bertrand.	D. S. approuvé.	Troarn et Lucain.	moitié.
	Buci.	D. S.	Solide et la mère d'Idoménée.	beaucoup.
	Hambourg.	D. S. approuvé.	Québec et Ganymède.	le tiers.
1858	Cambacérès.	D. S. approuvé.	William et Plidje.	peu.
	Charlatan.	D. S. approuvé.	Troarn et Karbout.	peu.
	Dartagnan.	D. S. approuvé.	Tamerlan et Nelson.	peu.
	Ivanof.	P. S.	Muscovite et Black-Bird.	beaucoup.
	Darius.	D. S.	Québec et Usager.	peu.
	Despote.	D. S. approuvé.	Succès et Adolphus.	beaucoup.
1859	Destin.	D. S.	Usite et Troarn.	id.
	Diamant.	D. S.	Québec et Parfait.	peu.
	Divus.	D. S.	Québec et Électrique.	id.
	Dominant.	D. S.	Québec et Montaigne.	id.
	Dongolas.	D. S.	Troar et Montaigne.	id.
	Ducantal.	D. S.	Tamerlan et Licteur.	id.
	Echanson.	D. S. approuvé.	Québec.	peu.
1860	Épouseur.	D. S.	Usager et Porthos.	presque tous.
	Essence.	D. S.	Tamerlan et Jay.	peu.
	Étoffé.	D. S. approuvé.	Troarn et Niagara.	id.
	Extra.	D. S. approuvé.	Tamerlan et Boucanier.	id.
	Pater.	D. S.	Vicotorieux ou Paternel et Assault.	beaucoup.
	Trouville.	D. S.	Fitz-Gladiator et Clémentine.	id.
1861	Fernando.	D. S.	Tamerlan et Boucanier.	peu.
	Français.	D. S.	Français et Tipple-Cider.	le tiers.
1862	Gouverneur.	D. S.	Bisson et Navigateur.	beaucoup.
	Hallebardier.	D. S.	Québec ou Sultan et Socrate.	le tiers.
	Hargneux.	D. S.	Usager et Fortuné.	id.
1863	Harmonieux.	D. S.	Buci ou Séducteur et the Nemrod.	id.
	Homonyme.	D. S.	Bertrand et Molus.	id.
	Ignoré.	D. S.	Usel et Ugolin.	peu.
	Introuvable.	D. S.	Carignan et Tulipe.	beaucoup.
	Imposteur.	D. S. approuvé.	Imposteur.	le tiers.
1864	Institut.	D. S. approuvé.	Tamerlan et Perfection.	peu.
	Inkerman.	D. S.	Ulrich et Silvio.	id.
1865	Jactator.	D. S.	Élu et une jument arabe.	le tiers.
	Jongleur.	D. S.	Buci et Sultan.	peu.
1866	Kilomètre.	D. S.	Conquérant et Black Jack.	beaucoup.

Année de la naissance.	NOMS des Étalons.	ESPÈCE	ORIGINES.	Quantité approximative de leurs produits corneurs.
1867	Gabier.	P. S.	Pretty-boy et Batwing.	beaucoup.
	Lucratif.	D. S.	Trouville et Sultan.	peu.
	Lucifer.	D. S.	Pater et Augereau.	id.
	Macaroni.	D. S.	Pater et Nelson.	id.
1868	Magicien.	D. S.	Français et Sultan.	id.
	Marcelet.	D. S.	Centaure et Brocardo.	id.
	Mars.	D. S.	Glorieux et la mère de Jupiter.	id.
	Milanais.	D. S.	Great-Master et Isolier.	id.
	Montebello.	D. S.	Pater et Sammam.	id.
	Montpensier.	D. S.	Trouville et Enragé.	id.
	Muphti.	D. S.	Trouville et Homère.	id.
1869	Neuvy.	D. S. approuvé.	Inkerman et Homère.	id.
	Nouvy.	D. S.	Épouseur.	id.
	Niger.	D. S. approuvé.	The Norfolk-Phenomenon et Miss-Bell.	le tiers.
1870	Oiseau.	D. S.	Ignace et Nestor.	peu.
	Orphelin.	D. S.	Jovial et Trouville.	id.
	Oui.	D. S. approuvé.	Inkerman et Destin.	id.
	Torrent.	P. S.	Dollar et Néréide.	beaucoup.
1871	Palanquin.	D. S.	Inkerman et Fitz Pantaléon.	peu.
	Pharaon.	D. S.	Inkerman et Noteur.	id.
	Phare.	D. S.	Pater et Isolier.	beaucoup.
	Partisan.	D. S.	Galba et Wanderer.	peu.
	Président.	D. S.	Interprète et Français.	id.
1872	Quélier.	D. S.	Français et Diadème.	id.
	Quiproquo.	D. S.	Introuvable et Higlander.	id.
	Quotiès.	D. S.	Trouville et Basompierre.	id.
1873	Requin.	D. S.	Montpensier et Glorieux.	beaucoup.

Ce tableau, très-incomplet, ne contient que des étalons jugés par leurs œuvres et qui ont laissé dans l'esprit des éleveurs de mauvais souvenirs, à cause des mécomptes qu'ils leur ont fait essuyer. Cornaient-ils tous? Si nous en croyons l'affirmation des personnes que nous avons consultées, nous pouvons répondre :

Oui. Nous accordons assez de crédit à leurs dires, sans cependant y ajouter une foi absolue.

De quelle importance n'aurait pas été, pour la solution de la question de l'hérédité, la publication du nom de tous les étalons réformés pour cornage, ainsi que celui de ceux qui ont été rendus, après essai, pour le même vice ! Aussi regrettons-nous sincèrement que l'Administration des Haras ait cru devoir s'abstenir de nous fournir des renseignements officiels ; ils nous auraient permis, en suivant la filiation des étalons, de démontrer sans équivoque l'hérédité du cornage chronique, et en même temps, la part qui doit revenir à la consanguinité dans la fixation du vice dans certaines familles, et dans la race anglo-normande en particulier, dont les générateurs sont en grande partie le résultat d'alliances incestueuses.

IV.

Quelles sont les causes du cornage en dehors de l'hérédité ?

Les causes qui, en dehors de l'hérédité, ont été invoquées comme pouvant donner naissance au cornage, sont nombreuses et variées ;

les unes ont une réelle importance, mais les autres, du moins nous le croyons, n'ont plus leur raison d'être. C'est ce que nous allons essayer de démontrer en les analysant successivement.

1° Depuis longtemps, on sait que les races septentrionales sont plus sujettes à contracter le cornage, qu'elles ont, sous ce rapport, une véritable prédisposition, tandis que les races méridionales ont, à cet égard, une immunité à peu près absolue. Les recherches auxquelles nous nous sommes livré pour éclairer cette question, prouvent que ce vice est surtout fréquent dans l'Ouest de la France et plus particulièrement dans les départements normands de la Manche et du Calvados, où se produit le cheval anglo-normand. C'est donc, parmi la population chevaline de la France, ce cheval qui est le plus privilégié sous le rapport du cornage. A quoi le doit-il? A plusieurs causes qui ressortiront de ce travail et dont une a déjà été démontrée, l'hérédité, cause d'autant plus puissante que la race anglo-normande s'est constituée en partie par la consanguinité.

Parmi les facteurs de l'anglo-normand, l'anglais, autre cheval septentrional, est lui-même fortement entaché du vice, et s'il nous fallait placer ces deux races par le nombre de chevaux qui en sont atteints, nous ne savons si nous ne donnerions pas le premier rang au cheval d'Angleterre, où le cornage est au moins aussi fréquent qu'en Normandie, si nous en jugeons par le nombre de corneurs trouvés dans trois convois de vingt chevaux importés dans le courant d'avril dernier (1881) et dans lesquels nous avons trouvé 3, 5, 6 corneurs. Si les renseignements qu'on nous a donnés sont exacts, les étalons corneurs sont, dans ce pays, livrés sans scrupule à la reproduction ; le haras de la Reine en posséderait, dit-on, de beaux spécimens.

Les Anglais attachent peu d'importance, commercialement parlant, à ce qu'ils appellent le *haley ;* c'est à l'acheteur à prendre ses précautions et à se prémunir contre les usages d'un pays qui n'a pas de loi spéciale régissant le commerce des animaux domestiques. Combien de chevaux anglais importés en France dans ces conditions, qui y sont devenus corneurs outrés et qui y ont propagé le vice par voie d'hérédité ! Il est inutile de rappeler le fait qui a été l'objet d'une interpellation au sein de la Commission supérieure des Haras en 1879, séance du 26 mars.

L'ancienne race normande, celle qui existait avant l'introduction des chevaux danois et mecklembourgeois , méritait-elle la réputation qu'on lui a faite depuis sous ce rapport ? Nous ne le pensons pas. Car avant qu'on ne songeât à la transformer, à la grandir pour la mettre à même de remplacer les chevaux de ces pays, importés pour traîner ces lourds et immenses carrosses de la fin du règne de Louis XIV, elle n'avait pas fait parler d'elle ; sans quoi, de Solleysel, qui connaissait bien les chevaux de France , n'aurait pas manqué de signaler ce défaut dans cette race. Elle n'avait , du reste, pas à cette époque, la primauté comme race carrossière ; les chevaux de l'Italie, du Danemarck, de l'Allemagne, de la Frise, de la Hollande marchaient avant elle, et tous, sauf peut-être ceux d'Italie, fournissaient des *chiffleurs* ou *souffleurs*. C'est en parlant des chevaux de carrosse, que de Solleysel cherche à prémunir les acheteurs contre les chiffleurs.

Mariée souvent avec ces chevaux, la race normande, qui n'était pas exempte de ce vice, ne pouvait faire autrement que de s'assimiler leurs qualités et leurs défauts ; et, lorsqu'elle a pu les remplacer avantageusement et d'une manière à peu près absolue , elle a supporté à elle seule la réputation de fournir beaucoup de corneurs.

Nous avons la conviction que, si on avait pu

lui donner les qualités que l'on recherchait à cette époque : grande taille, belle prestance, port majestueux, du tride et de la cadence dans les allures, avec du sang méridional, le cornage, au lieu d'augmenter, aurait diminué, la transmission de la prédisposition n'aurait pas joué son rôle. Malheureusement il fallait aller vite et, après avoir eu recours aux étalons des pays sus-nommés, on s'est adressé au cheval anglais, oriental transformé, qui, sous le ciel brumeux de l'Angleterre, a perdu son immunité à contracter le cornage.

Les renseignements les plus précis nous permettent d'affirmer que le cornage n'existe pour ainsi dire pas chez le cheval de l'Algérie. Depuis l'établissement des dépôts de remonte dans notre colonie, pas un seul cas de cornage n'a été signalé ; et sur un total de 1,515 étalons achetés par les dépôts de Blidah, de Constantine et de Mostaganem, pas une seule rédhibition, pas une seule réforme pour ce vice, et cela, depuis 1845, époque de la création du premier établissement.

Ces mêmes dépôts depuis 1878 ont acheté 16,721 chevaux de troupe et pas un seul cas de cornage signalé.

Il n'est pas besoin de descendre si bas l'échelle de la latitude pour constater la rareté du cornage ; il est presqu'inconnu au sud de la Loire, et plus rare encore des bords de la Garonne aux Pyrénées.

Les races du nord sont donc celles où l'on observe le plus habituellement ce vice.

2° Le tempérament, tel qu'on le comprend en pathologie générale, n'a aucune action spéciale sur la prédisposition du vice ; mais, il peut cependant en favoriser la naissance, par ce fait que les chevaux à tempérament lymphatique sont plus sujets aux affections gourmeuses graves, qui s'accompagnent souvent d'engorgement des ganglions lymphatiques, y compris ceux de l'entrée de la poitrine, qui prennent, sous l'influence de la diathèse, un développement anormal qui peut persister plus ou moins longtemps, et même s'indurer en tout ou en partie.

Si le tempérament lymphatique était une cause efficiente du cornage, on le rencontrerait plus fréquemment en Bretagne, dans le Poitou, dans le nord et l'est de la France, où chez presque tous ces chevaux le système lymphatique domine.

Ce qui a fait surtout incriminer le tempérament, c'est que l'on a remarqué que beaucoup de chevaux corneurs manquaient d'énergie, de vigueur, de courage, qui cependant devaient être leurs qualités, si l'on tenait compte de leur degré de sang, de leur stature colossale, de leur développement musculaire et de leur harmonie générale. Il y a dans ces conditions spéciales quelque chose qui ne rentre pas dans l'attribut du tempérament lymphatique, et nous pensons qu'il faut alors attribuer ces défauts, ce manque de qualité et de courage qui dépendrait de cet état général, à une modification fonctionnelle, à une névrose du pneumo-gastrique, qui tient, comme on sait, sous sa dépendance les trois grandes fonctions de la circulation, de la respiration et de la digestion. L'accomplissement de ces trois fonctions étant entravé, compromis par une maladie de leur régulateur, il n'y aurait rien d'étonnant que la vigueur, l'énergie, qui sont tributaires de l'exécution physiologique de ces grands actes de la vie, ne fassent absolument défaut, dans un corps, quelque bien conformé qu'il soit, où un nerf de cette importance n'exécute plus entièrement l'incitation qui lui est dévolue.

3° Le baron de Curnieu, dans ses *Leçons de science hippique générale*, dit, en parlant de ce vice : « Le cornage est une maladie de grand cheval, » et plus loin : « comme le cornage est la maladie du grand et gros cheval, et que l'on aime en France le grand et gros cheval, il est probable que l'on continuera de risquer l'emploi des étalons corneurs, d'autant plus qu'ils ne manquent pas. »

Voyons ce qu'il peut y avoir de vrai dans l'opinion d'un homme de cheval qui a fait école et dont les doctrines sont considérées par quelques personnes comme article de foi.

Nous ne nions pas qu'il n'y ait dans cette accusation un semblant de vérité, mais il ne faut pas faire remonter l'origine du vice à la taille et au gros de l'animal. Il ne faut pas perdre de vue que c'est un des caractères des races septentrionales qui fournissent presque exclusivement les corneurs, et que, par contre, il n'y a rien d'étonnant que, toutes proportions gardées, elles en donnent plus que les races où l'exiguité de la taille et des formes est un caractère de l'espèce, et qui sont nées sous un ciel plus clément, moins brumeux.

Pour juger la question, il faut comparer entre eux les individus grands et petits, soumis aux mêmes influences climatériques et telluriques. C'est ce que nous avons fait, en relevant avec soin la taille de tous les chevaux corneurs que nous avons rencontrés pendant les années 1877, 78, 79 et 80 ; et en consultant le tableau que nous en avons dressé, il sera facile de se convaincre que la taille n'y est pour rien.

Nombre de chevaux corneurs de la taille de :															
1.48	1.49	1.50	1.51	1.52	1.53	1.54	1.55	1.56	1.57	1.58	1.59	1.60	1.61	1.62	1.63
1	1	2	6	11	15	21	18	23	16	19	16	19	16	11	4

Pour donner plus d'autorité à ce tableau, nous allons grouper ces chevaux par arme, et rechercher quelle a été la proportion des chevaux corneurs, sur 100 chevaux achetés, par catégorie.

Années.	CHEVAUX de réserve.			CHEVAUX de ligne.			CHEVAUX de légère.			CHEVAUX d'artillerie.		
	Nombre de chevaux achetés.	Nombre de chevaux corneurs.	Proportion sur % des chevaux achetés.	Nombre de chevaux achetés.	Nombre de chevaux corneurs.	Proportion sur % des chevaux achetés.	Nombre de chevaux achetés.	Nombre de chevaux corneurs.	Proportion sur % des chevaux achetés.	Nombre de chevaux achetés.	Nombre de chevaux corneurs.	Proportion sur % des chevaux achetés.
1877	415	19	4.57	769	10	1.30	227	»	»	515	4	0.77
1878	538	12	2.23	887	16	1.80	157	3	1.91	398	3	0.75
1879	728	31	4.25	928	19	2.04	207	6	2.89	410	6	1.46
1880	666	29	4.35	1053	35	3.32	244	7	2.86	631	6	0.95
Tot.	2347	91	3.87	3639	80	2.19	835	16	1.91	1954	19	0.97

Le second tableau prouve que le cornage est plus fréquent sur les chevaux de réserve et de ligne, il semble donner raison à l'opinion du baron de Curnieu ; mais, à côté de ces deux catégories, s'en trouve une autre, l'artillerie, dont les chevaux ont avec ceux des cuirassiers et des dragons la plus grande analogie sous le rapport de la taille, tout en étant plus forts, plus gros, et qui donnent beaucoup moins de corneurs. Il n'y a donc pas lieu d'invoquer la taille, ni le volume, pour expliquer la grande fréquence du vice chez les premiers ; il faut, si l'on veut lui trouver une cause, la chercher ailleurs.

D'après nos recherches, ce serait donc chez les chevaux les plus communs, les chevaux d'artillerie-selle et de trait que l'on rencontrerait moins fréquemment le cornage. N'y a-t-il pas là, une preuve de l'influence des croisements ? De tous les chevaux élevés en Normandie, ce sont certainement ceux-là qui ont le moins subi l'influence étrangère. C'est à peine s'ils ont profité de l'amélioration apportée dans la conformation générale du demi-sang ; et, s'ils ont comme ascendants quelques-uns des étalons de l'administration des haras, ce sont les plus communs, les moins bien racés, ceux chez lesquels on constate le moins souvent ce vice.

Il y a aussi, croyons-nous, dans cette immunité relative, une preuve de l'influence du mode d'élevage. Le cheval d'artillerie-selle et de trait représente le cheval à tout faire, le tâcheron de la ferme, celui qui est toujours au collier, depuis l'âge où il peut gagner sa vie, jusqu'au jour où, remplacé par un plus jeune dans l'exploitation, il est vendu au commerce ou à la remonte ; pas de repos absolu, car quelle que soit la saison, on lui trouve toujours de la besogne ; pas d'élevage au piquet ou à la prairie, où, sans abri contre les vicissitudes atmosphériques, les chevaux contractent souvent des angines graves, d'où peut résulter le cornage. Nous reviendrons du reste sur l'influence de cette cause, que nous ne faisons que constater en passant.

4° D'autres hippologues, prenant le contre-pied des idées de l'auteur des *Leçons de science hippique,* ont avancé que les chevaux plaqués, enlevés, à côtes plates, à poitrine étroite, serrés en arrière des coudes, étaient prédisposés au cornage ; invoquant pour raison, que le poumon mal à l'aise dans une cage thoracique exiguë, ne pouvait fonctionner activement, et qu'il en résultait un bruit, conséquence de la gêne respiratoire. Certainement, il y a eu des chevaux conformés de la sorte, qui ont corné ; mais ce n'est pas à l'étroitesse de la poitrine qu'il faut en faire remonter la cause, le volume du poumon étant toujours subordonné à la capacité du thorax, et il est plus sage de considérer le cornage dans ces conditions comme une coïncidence fàcheuse, que de le faire dépendre de la mauvaise conformation du sujet.

Pour s'en convaincre, il suffit de suivre et de voir les nombreux spécimens d'échassiers de la race chevaline que l'on rencontre dans les rues des grandes villes, où ils font un service de voitures publiques. Chez eux, le cornage n'existe pas plus souvent que chez leurs compagnons de galère, mieux doués sous le rapport de la conformation générale.

Si le cornage devait être la conséquence de cette conformation enlevée, aplatie, combien ne devrait-on pas en rencontrer de cas chez le cheval de la plaine de Tarbes, où ces modèles ont abondé à une époque, et où malheureusement on en trouve encore trop aujourd'hui ! De même, chez le petit cheval des landes de Bretagne, qui ne brille pas non plus par sa largeur de poitrine, et qui est élevé si misérablement ! Encore, dans les produits de pur-sang mal réussis, qui ne peuvent marcher sans s'entretailler des quatre membres, et dans bien d'au-

d

tres sujets de la race chevaline que l'on peut
considérer comme la plèbe de l'espèce ! Il est
donc plus logique, croyons-nous, de considérer le cornage chez ces chevaux comme un
vice coexistant, que de l'attribuer à leur mauvaise conformation générale.

5° Nous allons aborder maintenant l'étude de
la cause à laquelle on a fait jouer le plus grand
rôle dans la production du cornage chronique.

Tous les hippologues, tous les vétérinaires,
tous les hommes de cheval, ont été unanimes
pour considérer la tête busquée comme une
cause occasionnelle du vice ; beaucoup même
ont attribué à cette cause la majorité des cas
de cornage que l'on constatait, à une époque,
sur les chevaux normands.

On sait que la tête busquée a caractérisé
longtemps cette race, et on la retrouve actuellement encore chez beaucoup de sujets normands ; mais aujourd'hui, ce caractère est loin
d'être constant et tend à disparaître tous les
jours, par suite des croisements continus et de
l'exclusion, pour la reproduction, des étalons qui
ont ce défaut accusé. Si le cornage est la conséquence de la courbure du chanfrein, il a dû disparaître avec cette conformation ; et, bien que
l'on trouve encore quelques individus à tête
busquée, ils sont infiniment plus rares qu'au-

trefois et on ne peut nier qu'il n'y ait une grande amélioration sous ce rapport.

Quoique le cheval actuel de Normandie n'ait pas une tête irréprochable, on ne peut plus dire, d'une manière générale, qu'il a le chanfrein busqué, qui est presque devenu une exception. Donc, si cette forme de la tête a disparu, le cornage, qui en était la conséquence, doit, aujourd'hui, être bien moins fréquent. Nous allons chercher si les faits confirment cette manière de voir.

Nous avons dans ce but, depuis 1871, relevé année par année le nombre de cas de cornage observés sur les chevaux achetés par le dépôt de remonte où nous faisons le service depuis plusieurs années, et, connaissant le nombre de ceux-ci et de ceux-là, nous en avons déduit la proportion sur cent dans chacune de ces années. C'est le résultat de ces recherches que nous allons exposer dans le tableau suivant :

Années.	Nombre des chevaux achetés.	Nombre des chevaux corneurs.	Proportion des corneurs sur cent chevaux achetés.
1871	3609	31	0.85
1872	2382	19	0.79

Années.	Nombre des chevaux achetés.	Nombre des chevaux corneurs.	Proportion des corneurs sur cent chevaux achetés.
1873	1650	9	0.66
1874	1735	27	1.55
1875	2396	25	1.04
1876	1275	15	1.17
1877	1926	33	1.71
1878	1980	34	1.71
1879	2273	62	2.72
1880	2594	77	2.96

Au lieu de diminuer, le cornage a été trois fois plus fréquent en 1880 qu'en 1871 ; l'amélioration apportée à la forme de la tête n'a pas donné les résultats qu'on pouvait en attendre et qu'elle aurait dû donner ; par conséquent, il nous semble que, sans trop de témérité, nous pouvons en conclure que la convexité du chanfrein n'est pas une cause aussi occasionnelle qu'on veut bien le dire, et nous ajouterons même que, pour nous, elle ne joue aucun rôle dans la genèse du cornage.

Depuis longtemps nous sommes en situation de voir une quantité considérable de chevaux ; plus de 20,000 ont été essayés par nous ;

dans ce nombre, nous en avons vu passable-
ment à la tête plus ou moins busquée, et même
des types extraordinaires sous ce rapport, qui
ne cornaient pas. Il est vrai que nous en avons
trouvé qui cornaient, mais pas dans une proportion en rapport avec l'importance que l'on
a fait jouer à cette cause dans la production
de ce vice.

En consultant nos notes, nous trouvons que
sur un total de 297 chevaux corneurs 19 avaient
la tête busquée, 33 l'avaient un peu moins, et
les 245 autres étaient comme l'est la majorité
des chevaux anglo-normands d'aujourd'hui.

Nous devons ajouter, à l'appui de la thèse
que nous soutenons, que depuis deux ans
nous avons ausculté, avec soin, tous les chevaux corneurs que nous avons rencontrés, et
nous devons dire que, sur 139 examinés, nous
avons toujours constaté que le bruit caractéristique se passait dans le larynx et que, sur ce
nombre, 21 avaient la tête plus ou moins busquée.

La race normande n'a pas seule le privilège
d'avoir des sujets à tête busquée; il est, de par
les races méridionales, beaucoup de chevaux
qui n'auraient rien à lui envier sous ce rapport.
Les chevaux espagnols qui, au moment de nos
désastres de 1870, sont venus grossir nos

effectifs, en ont offert de très nombreux exemples et dans des types que les anglo-normands avaient depuis longtemps perdus ; tous avaient, en outre, le chanfrein très étroit : conformation qui, du reste, s'allie presque toujours à la première. Eh bien, nous n'avons pas connu de corneurs dans les deux régiments de chasseurs qui tenaient garnison à Lyon après le guerre, et qui étaient presque exclusivement montés avec ces chevaux : l'un était confié aux soins de notre ami Mennechi, et nous étions chef de service dans l'autre.

Malgré la quantité de chanfreins busqués que l'on rencontre chez les chevaux espagnols, le cornage est excessivement rare dans la péninsule ibérique : notre collègue Antonio Hartez, vétérinaire des Haras du Roi d'Espagne, nous l'a affirmé, dans un voyage récent en Normandie.

Nous avons aussi, dans nos possessions africaines, un cheval, le barbe, qui n'a pas non plus le chanfrein bien rectiligne, et qui cependant, depuis la fondation de nos établissements hippiques, n'a pas donné de corneurs.

Pour que la tête busquée occasionne le cornage, il faut que cette conformation constitue un obstacle à l'entrée ou à la sortie de l'air des voies respiratoires ; qu'il rencontre quel-

que chose sur quoi il puisse entrer en vibration,
sans quoi le cornage ne pourra avoir lieu ; ou
bien il faut admettre que l'étroitesse des cavités
nasales, qui, dit-on, résulte de cette conformation vicieuse de la tête, suffira pour produire
le bruit caractéristique. Alors, pourquoi ne se
produirait-il pas chez tous les chevaux à tête
busquée, et aussi chez les animaux qui ont
cette conformation particulière de la tête ?

En passant à un autre ordre d'idées, nous
nous sommes demandé s'il y avait réellement
dans la tête busquée, une diminution de l'espace libre que doit parcourir l'air dans l'inspiration et l'expiration, si, en un mot, l'aire à la
partie la plus rétrécie du chanfrein était inférieure à celle d'une coupe transversale opérée
dans un même point sur une tête bien confor-
mée. Jusqu'ici rien n'autorise à répondre par
l'affirmative, aucun calcul n'a jugé la question,
et jusqu'à preuve du contraire, nous réservons
la solution, et nous pensons même que, quelle
que soit la conformation du chanfrein, l'aire y
sera au moins aussi étendue que dans la tête
camuse au niveau de la dépression des sus-
naseaux, dépression qui n'a pas été accusée
d'engendrer le vice. En tout cas, s'il y a diminution de l'espace laissé libre à la circulation
de l'air, cet espace sera toujours supérieur à

celui de l'ouverture glottique à son apogée de dilatation.

Nous verrons, du reste, plus loin que l'aire des cavités nasales peut être sensiblement diminuée sans que le cornage en résulte.

Parmi les étalons que nous avions incriminés, beaucoup avaient la tête busquée, et c'est à cette particularité qu'on a fait remonter le cornage dont ils étaient atteints; mais, pour nous, nous avons la conviction que si on avait ausculté attentivement toute l'étendue du tube respiratoire, au lieu de placer ce vice dans la tête, on l'eût mis au larynx.

6° Examinons une autre défectuosité de la tête, souvent alliée à la précédente et qui a, comme elle, été accusée de favoriser la production du bruit du cornage chronique : nous voulons parler de l'étroitesse de l'espace intra-maxillaire, étroitesse que l'on observe quelquefois dans les têtes les mieux conformées dans leur plan supérieur.

On sait que le larynx occupe cet espace, où il est suspendu au-dessous du plancher crânien, par des liens qui lui sont communs avec le pharynx et la langue. Sa situation entre deux plans rigides, les branches du maxillaire inférieur, a fait surgir l'idée que cet organe, dans certaine condition de développement, pouvait

se trouver trop étroitement logé et être comprimé dans certains mouvements de la tête sur
l'encolure.

Pour que la compression puisse s'opérer,
il faudrait admettre que le volume du larynx
ne fût pas toujours en rapport avec l'espace
qu'il doit occuper. Nous ne pensons pas que
les choses soient ainsi, et nous croyons qu'à
moins de cas tératologiques, le volume du
larynx est toujours subordonné à l'espace qu'il
doit occuper, absolument comme le cerveau
par rapport à la boîte cranienne, le poumon
avec la capacité du thorax.

Rien n'est variable comme l'écartement des
branches du maxillaire inférieur dans les sujets
d'une même race : il n'est pas non plus en
rapport avec leur taille ; souvent à cheval petit,
auge spacieuse, et à cheval grand, ganaches
rapprochées.

Afin de nous rendre compte si réellement
l'espace intra-maxillaire était inférieur chez les
chevaux corneurs, nous avons mesuré cet espace à tous les chevaux atteints de ce vice qui,
depuis deux ans, nous sont passés sous les
yeux ; et, pour avoir un point de comparaison,
nous avons opposé chaque mesure à la moyenne obtenue, après mensuration, sur 10
chevaux de même arme ; par conséquent à peu

près de même taille, de même conformation.

Sur 139 comparaisons, 23 fois seulement la moyenne s'est trouvée supérieure chez les chevaux sains, et 116 fois, l'écartement était plus grand chez les chevaux corneurs.

Pour obtenir des données aussi exactes que possible, nous nous sommes servi, pour opérer ces mensurations, d'un instrument composé d'une règle métallique divisée en millimètres, portant à l'une de ces extrémités une tige fixe et perpendiculaire. Une autre tige mobile, parallèle à la première, glisse sur la règle horizontale et permet de prendre exactement l'écartement des ganaches. Ces tiges sont assez hautes pour qu'elles puissent prolonger en ligne droite le bord ascendant des maxillaires inférieurs.

Voici les résultats que nous avons obtenus sur les chevaux corneurs, dans l'ordre où ils se sont présentés à notre examen :

Chevaux de réserve.			Chevaux de ligne.			Chevaux de légère.	Chevaux d'infanterie.
0.079	0.098	0.072	0.085	0.083	0.074	0.088	0.095
0.083	0.083	0.085	0.085	0.086	0.086	0.075	0.089
0.069	0.094	0.093	0.086	0.084	0.084	0.082	0.083

Chevaux de réserve.			Chevaux de ligne.			Chevaux de légère.	Chevaux d'artillerie.
0.080	0.084	0.083	0.085	0.078	0.077	0.085	0.076
0.100	0.089	0.089	0.082	0.089	0.076	0.078	0.079
0.089	0.092	0.094	0.083	0.088	0.084	0.086	0.081
0.073	0.091	0.093	0.072	0.079	0.077	0.076	0.087
0.080	0.086	0.083	0.071	0.093	0.087	0.084	0.090
0.098	0.070	0.075	0.084	0.079	0.092	0.081	0.080
0.093	0.079	0.073	0.084	0.076	0.086	0.073	0.088
0.070	0.080	0.066	0.083	0.086	0.075	0.079	0.072
0.081	0.083	0.084	0.085	0.075	0.079	0.073	0.079
0.087	0.080	0.075	0.093	0.089	0.076	0.081	
0.085	0.080	0.085	0.083	0.088	0.078		
0.097	0.080	0.083	0.103	0.075			
0.099	0.088	0.075	0.089	0.071			
0.076	0.082	0.092	0.094	0.080			
0.078	0.089	0.080	0.083	0.083			
0.080	0.091	0.079	0.093	0.066			
0.091	0.092	0.091	0.081	0.077			

On voit, par ces chiffres, combien il y a peu
d'uniformité dans l'écartement des ganaches
chez les chevaux corneurs, et cela dans les
différentes armes. Les différences sont sensi-

bles : ainsi, dans les chevaux de réserve, on trouve un cheval qui a 66 millimètres d'écartement, et un·autre qui avait la même taille, un décimètre. Dans les chevaux de ligne, le même écart : 103 et 71 millimètres, et ainsi de suite dans les autres armes.

Les limites extrêmes, obtenues dans les 3,000 mensurations opérées, sont 103 millimètres chez un cheval corneur, et de 53 chez un cheval de cavalerie légère, n'ayant qu'un centimètre de moins de taille que le précédent, et ne cornant pas. Ce dernier est actuellement la monture d'un officier supérieur d'infanterie.

Beaucoup de personnes pensent que la brièveté dans l'écartement des maxillaires a pour conséquence d'entraîner, dans les mouvements de flexion latérale de la tête sur l'encolure, une compression du larynx qui peut déterminer un cornage passager. Nous ne saurions nous ranger à cet avis, attendu que le larynx, solidement fixé antérieurement, peut, grâce à son mode d'attache à la trachée, suivre la tête dans tous ses mouvements latéraux, sans subir de modification de forme; il est simplement refoulé, sans pression assez énergique pour vaincre la résistance des cartilages, et diminuer l'ouverture glottique.

Nous avons souvent fait galoper des che-

vaux en cercle, la tête ramenée sur le côté de
la poitrine, et maintenue en place par une longe
attachée au surfaix, sans avoir provoqué autre
chose qu'une respiration un peu plus bruyante,
et encore, pas dans tous les cas. Nous croyons
donc que le larynx est situé trop bas, dans
l'espace intra-maxillaire, pour être sérieusement comprimé par les flexions latérales ; mais
il n'en est pas de même lorsque le mouvement
flexionnaire se passe de haut en bas. Dans
cette circonstance, l'organe est refoulé en haut,
et comme il ne peut s'épanouir sur les côtés,
les maxillaires s'y opposent ; la compression,
qu'il ne peut éviter, amène une diminution de
l'ouverture glottique et un rapprochement des
cordes vocales, et par suite le cornage. C'est
surtout chez les chevaux qui joignent à une
étroitesse des ganaches, une tête mal attachée
et une encolure épaisse, qu'il est facile de produire le bruit de cornage ; la moindre traction
sur les rênes suffit, et l'on peut avoir une idée
du degré de la compression par le volume des
glandes parotidiennes dont les gouttières se
remplissent et débordent même. Le cornage,
dans ces conditions, est tout à fait transitoire :
il disparaît lorsque la tête revient en position
naturelle.

Quelle conclusion tirer de ce qui précède?

C'est que les chevaux étroits de ganache ne cornent pas plus fréquemment que les autres, et que cette conformation n'a aucune influence sur la production de ce vice.

7° Pour en finir avec les mauvaises conformations congénitales de la tête, parlons de quelques cas tératologiques, caractérisés par un affaissement d'une partie ou de la généralité des os de la face, avec diminution du calibre des cavités nasales. Nous possédons deux exemples de ces monstruosités, l'une observée en 1877, et l'autre tout récemment, en novembre 1880. Il s'agit de deux chevaux ayant tout le côté gauche de la face déprimé, depuis le bord inférieur du frontal jusqu'à l'extrémité de l'épine sus-nasale correspondante. Chez ces deux animaux, la cavité nasale était notablement diminuée de capacité, par suite de la dépression du chanfrein de ce côté; exercés en cercle et au galop, à l'une et à l'autre main, ils ne cornaient pas, ce qui prouve ce que nous avancions tout à l'heure : que l'aire des cavités nasales peut diminuer de surface, sans provoquer le cornage.

8° Examinons dans ce paragraphe, très-brièvement, toutes les causes accidentelles qui ont pour effet de diminuer le calibre des voies aériennes?

Commençons par les tumeurs osseuses, po-
lypeuses ou autres, qui peuvent se développer
dans un point quelconque du conduit: dans la
tête, toutes les tumeurs, y compris les enfon-
cements accidentels des os, pourvu qu'ils for-
ment des saillies suffisantes, limitées et nette-
ment circonscrites pour constituer un obstacle
à l'entrée ou à la sortie de l'air, détermineront
le cornage rédhibitoire, mais non celui trans-
missible par hérédité ; encore y a-t-il des exceptions, témoin un cheval appartenant à un capi-
taine du 4ᵉ régiment de cuirassiers, que nous
avons fait abattre, parce qu'il avait de très-
mauvais antécédents. Il jetait depuis longtemps
du côté gauche, et le jetage accusait une odeur
de carie très-prononcée. A l'autopsie, nous avons
trouvé un épaississement considérable de la
muqueuse qui tapisse le cornet, un abcès
du volume d'une petite noix dans le fond du
cul-de-sac, et de la carie de la lame osseuse
du cornet, tout à fait à la pointe. Malgré ces
lésions, qui avaient diminué l'espace libre de
la cavité, ce cheval n'a jamais corné.

Dans la cavité pharyngienne, les polypes, les
larves d'œstre, peuvent déterminer le cornage,
mais ces dernières peuvent exister en grand
nombre, comme nous avons pu nous en convaincre souvent en pratiquant l'autopsie de

jeunes chevaux, sans déterminer de bruit morbide.

Dans le larynx, les tumeurs, le simple gon-
flement inflammatoire, entraînent toujours le
cornage.

Ce vice est aussi la conséquence de toute
tumeur intra-trachéale ; il accompagne souvent
la fracture et la déformation des arceaux tra-
chéliens, mais il peut aussi manquer complètement. Nous avons connu un cheval, avec une
déformation très-étendue de la trachée, qui ne
cornait pas.

Les tumeurs qui se développent dans le voisinage des voies respiratoires peuvent aussi
déterminer le cornage, comme, par exemple, la
distension des poches gutturales par l'accu-
mulation de muco-pus ; la présence de tumeurs
mélaniques sous les parotides ; l'inflammation
chronique de ces glandes ; la phlébite de la
jugulaire ; les tumeurs sous-trachéliennes avec
ou sans compression des nerfs laryngés ; l'engorgement chronique des ganglions bronchiques qui englobent le récurrent gauche et qui
peuvent le comprimer, et en un mot, tous les
obstacles diminuant la lumière du conduit.

9° De toutes les causes, qui, en dehors de
l'hérédité, produisent le cornage, il n'en est pas
de plus fréquentes et de plus certaines que les

maladies des voies respiratoires, et plus particulièrement du larynx.

Toutes, quelles que soient, du reste, leur
durée et leur gravité, peuvent laisser après
elles des lésions matérielles, entraînant à leur
suite le cornage chronique. La moindre hypérémie des cordes vocales, qu'elle soit la conséquence d'un refroidissement ou d'un arrêt
de transpiration, ou le résultat d'une exagération fonctionnelle, comme cela a lieu dans le
hennissement souvent répété, peut produire
un cornage passager, il est vrai, mais qu'on
peut facilement croire chronique, vu l'absence
de tout symptôme aigu.

La richesse d'organisation de la muqueuse
laryngée, son extrême sensibilité, la facilité
avec laquelle elle se laisse influencer par les
agents extérieurs, agissant directement sur elle
ou par sympathie ; la promptitude avec laquelle
elle s'enflamme, lorsque quelques troubles sur-
viennent dans les fonctions cutanées, expli-
quent la fréquence et la variété des maladies
dont cet organe peut être le siége.

On sait, du reste, qu'un organe est d'autant
plus sujet aux maladies, que ses fonctions sont
plus nombreuses, son fonctionnement plus
fréquent, ses sympathies plus retentissan-
tes, et sa structure plus complexe. C'est le

cas du larynx, qui est tout à la fois organe de
la vie de relation, quand il fonctionne comme
organe vocal, quelquefois d'une façon exagérée,
et instrument de la vie de nutrition, en agissant d'une manière continue, comme organe
respiratoire, et d'une façon accidentelle comme
agent d'expulsion.

Le larynx est dans la gourme le centre d'un
foyer apoplectique, qui persiste quelquefois
assez longtemps pour que l'inflammation
puisse envahir successivement tous les tissus,
mais plus particulièrement la muqueuse, qui
reste souvent hypertrophiée.

L'inflammation, dans ce cas, peut envahir
les tissus sous-jacents, tissu cellulaire et
muscles, et ces derniers subir, par ce seul fait,
la transformation fibro-graisseuse. De toutes
les lésions, la plus fréquente, à la suite de l'inflammation du larynx, est sans contredit l'hypertrophie des cordes vocales, qui deviennent
assez volumineuses pour produire un rétrécissement notable de la lumière de la glotte. Il
n'est donc pas étonnant de voir le cornage
terminer si souvent les affections de cet organe.

L'inflammation du tissu musculaire suffit
pour en amener l'atrophie, surtout lorsqu'il se
trouve comprimé et empêché dans son expan-
sion en tous sens. Les muscles du larynx,

accolés sur ou entre des pièces cartilagineuses
qui s'opposent à leur accroissement de volume,
sont dans des conditions particulièrement
favorables pour subir la dégénérescence, les
éléments qui doivent apporter la vie dans ces
organes y arrivant lentement, et l'échange mo-
léculaire ne s'y faisant qu'imparfaitement : aussi,
la nutrition cessant, la vie perd ses droits, et
la transformation fibro-graisseuse qui survient
amène l'inertie progressive de l'organe. La
turgescence continue de ces muscles produit
aussi la compression des filets nerveux, qui ne
tardent pas à subir eux-mêmes l'influence du
processus inflammatoire, et deviennent incapables de transmettre la sensibilité et la con-
tractilité à l'élément musculaire ; aussi la paralysie en devient-elle promptement la conséquence, et l'on sait avec quelle rapidité les
affections des nerfs font diminuer le volume
des muscles auxquels ils se distribuent. Dans
ces conditions, les muscles sont incapables de
remplir leurs fonctions ; il en résulte une im-
mobilité partielle ou totale des différentes pièces
cartilagineuses, et une inertie des cordes vocales, qui, ne pouvant plus s'écarter, constituent un véritable obstacle à l'entrée et à la
sortie de l'air pendant l'acte de la respiration, lorsque celle-ci est rendue plus accé-

lérée par un exercice plus ou moins prolongé.

La dégénérescence atrophique n'envahit pas tous les muscles à la fois; elle en respecte quelques-uns, et particulièrement ceux du côté droit. Cette particularité a été signalée par M. Goubaux, qui a même avancé que l'atrophie siégeait toujours à gauche. Nous nous sommes expliqué sur la cause probable de ce lieu d'élection, et nous rappellerons que ce fait anatomique est en opposition avec le symptôme caractéristique du cornage, qui est toujours plus fréquent ou plus intense à droite.

Les muscles les plus fréquemment atteints de la dégénérescence atrophique sont : le crico-aryténoïdien postérieur, le crico-aryténoïdien latéral, le thyro-aryténoïdien et l'aryténoïdien transverse. Ces muscles sont tous énervés par le laryngé inférieur ou récurrent, plus moteur que sensitif; les autres muscles, ainsi que la muqueuse, sont sensibilisés par le laryngé supérieur, qui, comme l'autre, est une division du pneumo-gastrique.

L'importance du jeu de ces muscles dans l'acte de la respiration explique pourquoi leur paralysie amène le cornage chronique. Cette paralysie peut être, non seulement la conséquence de l'anéantissement fonctionnel des dernières ramifications des récurrents, par suite de leur participation aux mouvements inflammatoires dans le cas de maladie du larynx, mais encore le résultat d'une lésion de ces nerfs, dans une partie quelconque de leur étendue.

Les maladies propres aux nerfs laryngés sont peu connues, et l'inflammation qui envahit quelquefois ces cordons nerveux, est le plus souvent la conséquence de lésions du voisinage ; c'est pourquoi l'on voit apparaître le cornage à la suite de phlegmasies éloignées du larynx, mais situées à proximité du trajet des récurrents.

Quelle que soit la gravité des lésions, l'occlusion de la glotte n'est jamais complète, elle reste toujours ouverte à la partie postérieure des cordes vocales, et entre les aryténoïdes. Cette ouverture existe même sur le cadavre, alors que le larynx est absolument paralysé. Elle est assez grande pour suffire aux besoins de la respiration dans l'état de repos absolu, mais elle devient insuffisante lorsque la respiration s'accélère sous l'influence du mouvement, et il faut que les cordes vocales se dilatent, pour que la colonne d'air puisse passer sans rencontrer d'obstacle. C'est donc le plus souvent au niveau même de ces cordes que se produit le bruit morbide.

Quand le cornage est la conséquence d'une lésion des récurrents, avec paralysie des cordes vocales, il est plus intense dans l'inspiration que dans l'expiration, l'air éprouvant une très-grande difficulté à pénétrer dans les voies aériennes, tandis qu'il peut en sortir plus facilement en écartant passivement les rubans vocaux paralysés.

La paralysie et l'atrophie sont, de toutes les maladies, celles qui se transmettent le plus sûrement par voie d'hérédité; il n'est donc pas surprenant de les voir apparaître chez les descendants de pro-créateurs qui en sont atteints.

Pour terminer ce paragraphe, nous allons dresser un tableau du nombre des cas de cornage chronique observés à la suite de maladies respiratoires. Ce cornage n'est pas toujours persistant: nous l'avons vu quelquefois disparaître après quelques mois; mais, tel qu'il se révèle après une convalescence bien achevée, il a tous les caractères du cornage chronique, et tombe, par conséquent, sous le coup de la loi du 20 mai 1838.

Le tableau ci-après comprend une période de deux années, pendant lesquelles nous avons soumis les chevaux sortis de l'infirmerie à l'exercice du galop en cercle, pour chercher dans quelle proportion le cornage pouvait naître après une maladie des voies respiratoires.

Années 1879-1880. — GENRES DE MALADIES.	Nombre de chevaux traités.	Nombre de chevaux devenus corneurs.	Proportion sur 100 malades des chevaux devenus corneurs.
Affections gourmeuses.	466	58	12.46
Angines laryngées et pharyngées.	155	23	14.83
Bronchites aiguës.	44	»	»
Bronchites chroniques.	17	4	23.52
Pneumonies.	59	5	8.47
Affections typhoïdes.	13	2	15.38
Totaux.	754	92	12.20

Toutes ces maladies ont été observées sur des chevaux de 3 à 5 ans, sous l'influence de l'acclimatement, et tous, plus ou moins, sous le coup de la diathèse gourmeuse. C'est ainsi que tous les cas de bronchite chronique ont été observés sur des chevaux sortant de gourme. C'est peut-être pour cela que le cornage termine si fréquemment cette maladie.

10° Une cause qui, dans les pays de production, doit entrer en ligne de compte pour expliquer la fréquence du cornage chronique, suite des affections aiguës des voies respiratoires, est le peu d'énergie que l'on apporte dans le traitement de ces maladies.

Dans les grands centres d'élevage, constamment parcourus par les acheteurs, il faut toujours que les chevaux soient dans des conditions de vente; que rien ne puisse éloigner l'amateur, qui souvent se présente inopinément, ce qui arriverait si on lui présentait des animaux portant des traces de traitement sur une région quelconque du corps. Il passera volontiers sur un séton, il ne s'inquiétera même pas de la cause qui a nécessité son emploi; mais, s'il voit dans la gorge des traces d'application vésicante, sous la poitrine l'indice d'un sinapisme, il fera immédiatement rentrer l'animal, ne le regardera même pas, et partira sans offrir un prix.

Le producteur, et surtout le marchand, reculera, dans le cas de maladie, devant l'application d'un révulsif énergique; il temporisera, ou n'emploiera que des moyens anodins, et la maladie, au lieu d'être jugulée, parcourra toutes ses phases, s'éternisera même, et laissera après elle un peu d'inflammation sur-aiguë, qui produira quelquefois le cornage.

C'est surtout dans les inflammations laryngopharyngées, que la temporisation et l'expectation sont nuisibles; il y a toujours danger à la laisser dans ces organes, car il ne faut pas longtemps pour compromettre l'intégrité des nerfs et des muscles laryngés. Nous avons la conviction que quelques cas de cornage ne sont que la conséquence d'une expectation trop absolue. Nous avons remarqué que cette complication s'observait plus fréquemment dans les écuries des marchands, que chez les petits éleveurs, qui vendent leurs chevaux à époques fixes, et qui, n'attendant pas constamment le client, peuvent laisser agir plus vigoureusement, et ne pas reculer devant les traces éphémères d'un vésicatoire ou d'un révulsif quelconque.

11° Envisageons, pour terminer cette question, quelle part doit revenir au mode d'élevage dans la production du vice qui nous occupe. Disons d'abord qu'il est fréquent dans les pays où l'élevage se fait en liberté, à la prairie ou au piquet, et très-rare relativement, dans les contrées où le cheval est élevé à l'écurie, en ne comparant bien-entendu que des lieux situés sous la même latitude, comme la Bretagne et la Normandie, provinces voisines jouissant d'un même climat, d'une même constitution atmosphérique et également riches en chevaux.

Dans l'une, la Bretagne, le cheval, bien qu'élevé misérablement, ne subit qu'accidentellement les influences des perturbations atmosphériques; il est abrité pour la nuit et passe la mauvaise saison dans des écuries souvent infectes, mais l'exonérant des refroidissements cutanés, et, par conséquent, de ces angines latentes, n'éveillant pas l'attention, mais qui n'en produisent pas moins, à la longue, des lésions chroniques déterminant le cornage. En Normandie, dans la partie livrée à la reproduction, les juments et leur poulain sont, nuit et jour, et en toutes saisons, abandonnés à la prairie, sans avoir le moindre abri pour se soustraire aux vicissitudes atmosphériques. Ils sont là, sans soin, souvent l'eau jusqu'aux genoux, libres, c'est vrai, de parcourir l'espace, mais libres aussi de souffrir de l'inclémence du temps.

Pour le producteur normand, la jument représente une tête de bétail; et, lorsqu'il songe à l'aller voir, c'est pour s'assurer qu'elle existe, qu'elle n'a pas franchi l'enclos, mais c'est tout. Si l'hiver est rude, et que la neige couvre la terre depuis quelques jours, on lui fera l'aumône d'un peu de fourrage sec, mais on ne s'inquiétera pas si son état réclame quelques soins particuliers: les maladies naissent et se terminent d'une façon ou d'une autre, sans avoir attiré l'attention du maître.

Insouciance absolue, qui ne se relâche que lorsqu'il veut vendre sa jument, soit parce

qu'elle est devenue froide, soit qu'elle a donné
assez de poulains, et qu'en la gardant il com-
promettrait le capital qu'elle représente. Alors
l'appât du gain le fait sortir de son apathie; il
prodigue la nourriture, il engraisse son animal,
non par vanité, mais pour dissimuler un défaut,
fleurir sa marchandise. Du cornage, il ne s'en
inquiète pas; s'il est survenu à la suite d'une
maladie inaperçue, tant pis pour la progéniture
à venir, il s'en moque, ne devant pas supporter le prix de son incurie, car il se débarrasse
de ses poulains au sevrage ou à un an, avant
que l'influence héréditaire ne se fasse sentir.
C'est l'éleveur de la plaine qui doit utiliser ces
jeunes animaux et les mener à l'âge commer-
cial, qui sera victime du producteur, son com-
patriote.

Dans la plaine, l'élevage est mixte; à l'écurie
pendant l'hiver, au piquet pendant la belle saison, et nous sommes persuadé que le cornage
y serait moins fréquent, si les poulains qui y
sont élevés n'apportaient pas avec eux le germe
du vice originel.

V.

Quelle peut être l'influence du climat, des localités et du régime ?

En étudiant les causes qui peuvent, en dehors de l'hérédité, faire naître le cornage, nous avons fait pressentir, en parlant des races, l'influence que nous attachons au climat. Nous avons dit que celles qui peuplaient les Etats du nord de l'Europe étaient à peu près seules atteintes de ce vice, qui semble être une affection plus particulière aux régions septentrionales des climats tempérés.

L'Angleterre, la Belgique, la Hollande, les provinces du nord de l'Allemagne, n'ont rien à s'envier sous le rapport du cornage. Ces Etats, situés à peu près sous la même latitude, jouissent d'un climat presque identique, résultant, outre de leur latitude, de leur proximité de la mer. Leurs côtes sont constamment battues par les eaux ; l'air y est toujours saturé d'humidité ; les pluies y sont fréquentes et la température variable, jamais élevée, mais caractérisée par de brusques variations ; l'atmosphère, vaporeuse, est souvent agitée, le régime des vents y est variable, mais ceux de l'Ouest et du Nord y dominent.

Nécessairement, quand on s'enfonce au milieu des terres, les conditions atmosphériques s'améliorent, et le cornage décroît ; et, pour n'envisager que le nord de la France, que nous connaissons mieux, nous allons surtout étudier l'influence climatérique dans les départements de l'ouest et du nord-ouest.

Nous avons déjà dit que le cornage est surtout fréquent dans le Calvados, la Manche et l'Orne ; qu'il se montre encore, mais moins souvent, dans la Vendée, et qu'il est presque inconnu dans le centre de la France, non loin des départements que nous venons de citer.

Partout où nous avons signalé ce vice, nous constatons les mêmes influences climatériques ; c'est ainsi que les herbages de Saint-Gervais, de Rochefort, où l'on commence à produire le cheval de luxe, sont dans les mêmes conditions ambiantes que ceux de la Normandie et du Perche. Toujours de l'humidité, non seulement inhérente au sol, mais encore la conséquence de leur voisinage : les uns, de l'Océan, les autres, de la mer de la Manche ; l'air est partout saturé de vapeurs aqueuses, qui constituent pour les voies aériennes un danger permanent.

Sous ces latitudes, les affections des voies respiratoires sont nombreuses par suite des troubles constants des fonctions de la peau, conséquence de refroidissements et d'arrêts dans les fonctions cutanées, la peau se trouvant pour ainsi dire toujours baignée par une atmosphère brumeuse et froide. Les organes respiratoires sont eux-mêmes journellement en rapport avec ce milieu, qui est pour eux une cause permanente d'irritation.

L'écart entre la température diurne et nocturne est souvent considérable, et, dans le jour, il y a fréquemment des alternatives de chaud, qui occasionnent tour à tour l'exagération et le ralentissement des exhalaisons pulmonaires et cutanées.

Bien qu'habitués à recevoir ces impressions contraires, les animaux n'en ressentent pas moins les influences fâcheuses, et deviennent victimes de ces causes morbides. Les maladies des voies respiratoires sont, sous ce climat, non-seulement fréquentes, mais elles ont aussi une tendance marquée aux rechutes, à la récidive et à la chronicité ; et, de tous les organes, le plus fréquemment atteint est sans contredit le larynx, qui peut se trouver, dans ces conditions, le siége d'une irritation presque permanente et plus ou moins accusée.

Il est digne de remarque, que, dans ces conditions climatériques, les angines les plus graves s'observent de préférence dans la saison chaude, de mai à septembre, alors que les conditions atmosphériques semblent ne pouvoir être mises en cause. Dans aucune autre saison, les refroidissements et les arrêts de transpiration ne sont aussi fréquents; les animaux subissent, lorsqu'ils sont en liberté, ce qui est la règle en Normandie, l'impression d'un soleil ardent, et après, quelquefois avec une transition brusque, ils sont fouettés par un vent marin froid et humide, ou baignés par un brouillard épais, du coucher au lever du soleil; aussi n'est-il pas rare d'observer, pendant le jour, de véritables cas d'insolation qui pardonnent peu souvent, et le matin, des angines sur-aiguës, que l'on nomme, en raison de leur marche foudroyante : étranguillons. Ce sont ces étranguillons, lorsqu'ils guérissent, qui donnent lieu au cornage. Que de chevaux mis à la prairie ou au piquet, sains, sont devenus siffleurs, après quelques attaques successives d'angine! Les intéressés, seuls, peuvent le dire, car souvent ils cachent leurs déboires pour ne pas nuire à la vente de leurs élèves.

Il existe, en Normandie, un préjugé qui a bien son importance dans la production du cornage, c'est qu'il ne faut jamais retirer de la prairie, ou du piquet, un animal qui a quelques semaines de ce régime ; il en résulte que s'il tombe malade, quelle que soit la gravité de sa maladie, il reste nuit et jour au bout de sa chaîne, ou immobile dans la prairie, où on lui donne des soins toujours anodins, parce que l'on compte plus sur les effets de l'alimentation verte, pour amener la guérison, que sur le traitement thérapeutique le mieux ordonné et le plus logique.

Ce mépris de l'hygiène médicale, et l'abstention d'un traitement énergique, occasionnent plus de mécomptes que les éleveurs ne s'en doutent.

L'influence du climat se fait sentir différemment, suivant que l'on envisage les plaines et les vallées. Dans les premières, lorsqu'elles sont découvertes, c'est surtout la violence des courants d'air qu'il faut éviter ; dans les secondes, le froid et l'humidité qu'il faut craindre.

Quelques vallées de la Normandie jouissent sous ce rapport, d'une mauvaise réputation, qui cependant s'est sensiblement améliorée depuis plusieurs années. En première ligne nous placerons la vallée d'Auge, qui par son humidité favorise les affections laryngées, et en seconde ligne le pays Bessin. Il faut dire aussi que si on y rencontre fréquemment le cornage, c'est un peu par la faute des éleveurs qui, pour

ne pas perdre des types, ont livré à la reproduction des juments corneuses dont ils conservent les filles qui deviendront à leur tour
mères. Il faut aussi l'avouer, les stations
d'étalons dans ces vallées ont été pendant
longtemps occupées par des chevaux corneurs
et des meilleurs dans ce genre.

Aujourd'hui que les éleveurs cherchent à
relever la réputation de leurs jumenteries, qui
étaient un peu délaissées par les acheteurs de
poulains mâles, et que l'administration des haras choisit avec plus de soin ses chevaux, le
cornage est devenu moins fréquent, et il est
probable qu'il décroîtrait encore, si le drainage
se faisait sur une plus vaste échelle.

Une preuve de l'influence du climat sur la
production du cornage se trouve dans ce fait :
le cheval d'Algérie est, comme nous l'avons
dit, dans son lieu d'origine exempt de ce vice,
qu'il peut contracter par un séjour plus ou
moins prolongé sous le ciel brumeux du nord
de la France.

Les recherches que nous avons faites, dans
les tableaux statistiques que la commission
d'hygiène hippique publie annuellement dans
ses recueils, nous ont permis de trouver quelques cas de réforme pour ce vice, exclusivement parmi les chevaux algériens qui apparte-

naient aux régiments de chasseurs et de hussards qui ont tenu garnison aux environs de Paris et dans l'est.

Le climat est certainement l'auteur primitif du cornage, aussi ne faut-il pas s'illusionner et espérer le voir entièrement disparaître; toujours il faudra compter avec cette cause, qui se soustrait à l'action modificatrice des connaissances humaines.

On a beaucoup accusé le régime spécial de la préparation à la vente, de prédisposer à ce vice. Nous ne saurions partager cet avis, parce que nous avons maintes fois constaté le cornage chez des individus qui n'y avaient jamais été soumis. Lorsqu'on invoque cette cause, on oublie trop fréquemment que les chevaux qui viennent de subir ce régime sont jeunes, qu'ils ont été soustraits pendant quelque temps à toutes les influences des agents atmosphériques extérieurs ; qu'ils ont émigré, et que pendant toutes les tribulations qui accompagnent et suivent la vente, ils ont été exposés à des refroidissements, à des courants d'air qui ont pu compromettre leur santé et donner naissance à des maladies des voies respiratoires, desquelles il a pu résulter le cornage chronique. Dans ces circonstances, il vaut mieux invoquer l'ensemble de ces causes

que de rejeter sur le régime de la préparation
à la vente, la prédisposition du vice qui nous
occupe.

Le régime alimentaire, quelle que soit sa
composition, n'a aucune influence sur la production du cornage, qui naît aussi bien sur
les chevaux nourris avec l'herbe des prairies
naturelles, que sur ceux alimentés avec les
fourrages artificiels verts ou secs. Parmi ceux-
ci, nous n'en connaissons pas qui aient une
action spéciale sur l'organisme pour pouvoir
engendrer ce vice; il faut toutefois en excepter
la gesse chiche, qui agirait sur les nerfs laryngés et consécutivement sur les cordes vocales.

Insistons sur ce point. Lorsque les trèfles
et les sainfoins ont été entièrement con-
sommés, beaucoup d'éleveurs de la plaine
prolongent le régime du piquet, en faisant
pâturer sur pied ce qu'ils appellent l'hivernage,
qui n'est autre chose que de la gesse chiche,
avec laquelle on sème le plus habituellement
de l'avoine, pour lui donner du soutien et la
garantir de la verse. Ils ne font consommer ce
fourrage que lorsque l'avoine est en lait et que
les gousses de gesse commencent à se garnir
de leurs graines, aussi constitue-t-il un aliment
très substantiel, poussant au gros et achevant
en très peu de temps le développement mus-

culaire que l'on recherche chez tous les animaux élevés en vue de la reproduction.

Ce régime a souvent déterminé le cornage
chez des jeunes chevaux qui, avant d'y être
soumis, étaient absolument sains ; il n'est pas
d'années que nous n'ayons eu à enregistrer
des accidents de cette nature, et que nous
n'ayons cherché à prémunir les éleveurs contre
les dangers d'une pareille alimentation. Malheureusement, quels que soient les efforts que
nous ayons tentés, jamais nous n'avons pu obtenir des éleveurs qu'ils rompissent avec cette
vieille habitude, cette vieille routine si préju-
diciable à leurs intérêts et si contraire à la
réputation de leur écurie ; aussi, profitons-nous
de l'occasion qui nous est offerte, de la récente
discussion qui a eu lieu à la Société centrale
de Médecine Vétérinaire, pour consigner ici les
paroles que prononça Monsieur Henri Bouley,
membre de l'Institut et Inspecteur des Ecoles
Vétérinaires de France, au sujet du danger que
présente l'alimentation avec la gesse chiche.

Nous espérons que l'autorité qui s'attache
à son nom et à son savoir fera plus pour éclairer les éleveurs que ce que nous pourrions
dire ou avancer, aussi allons-nous copier tex-
tuellement ce qui a été dit à ce sujet et que l'on
retrouvera imprimé dans le numéro du 15

octobre 1883 du *Recueil de Médecine Vétérinaire:*
« M. Henry Bouley. — Lorsque j'ai demandé
« la parole dans la dernière séance, j'avais
« l'intention de rapprocher des faits dont M.
« Proust nous donnait l'exposé, ceux qui leur
« sont conformes dans la pathologie vétéri-
« naire, et notamment cette expérience clini-
« que de Rouen dont nous devons la relation
« à M. Verrier, aîné, vétérinaire départemen-
« tal de la Seine-Inférieure.

« Quoique M. Proust m'ait prévenu, en
« donnant le résumé de cette relation, je crois
« devoir y revenir, en la faisant connaître avec
« plus de détails, car la question actuellement
« soumise à l'attention de l'Académie est
« d'une importance principale au point de vue
« particulièrement de l'hygiène des popula-
« tions agricoles, et l'expérience clinique de
« Rouen donne une démonstration si évidente
« des propriétés nuisibles du *Lathyrus cicera*
« ou *Jarosse,* comme l'appellent communément
« les agriculteurs, que les médecins ne sau-
« raient être trop mis en garde contre les effets
« que cette plante peut produire, quand elle
« entre pour une trop forte part, et pendant
« trop longtemps, dans le régime alimentaire
« des populations.

« Je reviens donc à la relation de M. Ver-

« rier. Comme l'a dit avec raison M. Proust,
« l'observation recueillie par ce vétérinaire
« distingué a la valeur d'un fait expérimental,
« tant les circonstances ont été bien disposées
« pour que le déterminisme du phénomène
« observé fut bien établi.

« En 1867, le prix de l'avoine étant devenu
« excessif, en raison de la rareté de cette den-
« rée, l'administration d'une grande compa-
« gnie d'omnibus à Rouen s'entendit avec
« M. Verrier pour le choix d'une succédanée
« qui permettrait de réaliser une notable éco-
« nomie. Ce fut la *jarosse* ou *gesse chiche* à
« laquelle sa valeur nutritive et son prix infé-
« rieur firent donner la préférence.

« L'expérience commença, le 18 octobre
« 1867, sur 45 chevaux ; les 150 autres com-
« posant l'effectif total de la cavalerie de l'éta-
« blissement, furent maintenus à leur régime
« habituel. Les choses se trouvaient donc
« disposées comme on l'eût fait pour une
« expérience véritable : d'un côté, 45 sujets
« soumis à l'épreuve du régime alimentaire
« dans lequel la jarosse entrait pour une part;
« de l'autre, 150 chevaux devant servir de
« témoins.

« La première quantité de graines de gesse
« donnée aux chevaux du premier groupe

« fut de 2 litres contre 13 d'avoine ; mais cette
« proportion fut reconnue trop forte pour le
« goût des chevaux, qui la mangeaient mal, et
« on la réduisit à 1 litre 1/2 au bout de 15 jours,
« puis, après un nouvel essai de 8 jours,
« à 1 litre. Cette ration fut conservée pendant
« plus de deux mois, c'est-à-dire jusqu'au 8
« janvier, époque à laquelle, les chevaux
« s'étant accoutumés à la saveur du nouveau
« grain, on put revenir à la ration journalière
« de 2 litres par cheval. Elle fut maintenue
« jusqu'au 29 janvier, puis on la réduisit gra-
« duellement jusqu'au jour où les accidents
« survenus firent prendre la résolution de sa
« suppression complète.

« Voici comment ces accidents se succédè-
« rent et le caractère qu'ils revêtirent :

« Le 12 janvier, c'est-à-dire quatre-vingt-
« sept jours après l'usage de la *jarosse,* un
« cheval n° 1 présente tout à coup des signes
« de faiblesse dans la région lombaire ; on
« diagnostique ce que l'on appelle, dans le lan-
« gage usuel, *effort de reins* ou encore un *tour*
« *de bateau*, à cause de l'oscillation d'un côté à
« l'autre de l'arrière-train sur l'avant, quand
« l'animal est mis en mouvement. Saignée,
« purgatif, vésicatoire, feu, tout est employé.
« L'animal est envoyé au labour, et quand il

« en revient, le 27 février, M. Verrier constate
« qu'il est affecté du cornage à un tel degré,
« que le moindre exercice donne lieu à des
« phénomènes de dyspnée suffocante, au point
« que l'asphyxie est imminente.

« L'opération de la trachéotomie permet
« d'utiliser ce cheval jusqu'au 9 avril, où il
« est atteint d'une pneumonie qui entraîne sa
« mort en quelques jours.

« Le 26 janvier, un cheval n° 2 est frappé
« de paralysie au travail et meurt sur place.

« Le 12 février, un troisième cheval, attelé
« à une voiture vide, est pris d'un accès de
« cornage si violent qu'il tombe asphyxié.

« Le 20 février, quatrième cheval, atteint
« d'une faiblesse très accusée dans la région
« lombaire. Attelé huit jours après, pour un
« petit travail de labour, il est pris d'un cor-
« nage d'une extrême intensité, qui est suivi
« d'une asphyxie rapide, entraînant la mort.

« Ces quatre accidents, survenant coup sur
« coup, avec de grands rapports de similitude
« entre eux, ne pouvaient être considérés
« comme des faits de hasard ; M. Verrier saisit
« le rapport qui les lie ; les souvenirs effacés
« des effets attribués à la jarosse par certains
« auteurs, agriculteurs et vétérinaires, se
« réveillent dans son esprit ; il se demande

« s'il n'a pas affaire à une intoxication par
.« cette plante, et il propose d'en supprimer
« immédiatement l'usage. Mais il y avait plus
« de quatre mois que les chevaux, dans le
« régime desquels on l'avait fait entrer, étaient
« soumis à son influence, et cette influence
« devait se prolonger pendant deux mois en-
« core après la cessation du régime.

« De fait, un cinquième cheval, sur lequel
« les symptômes de faiblesse de reins s'étaient
« manifestés dès le 12 février, fut atteint le 12
« mars d'un accès de cornage immédiatement
« mortel, pendant une promenade de conva-
« lescence qu'on lui faisait faire, à la suite
« d'une opération de castration qu'il avait dû
« subir pour cause d'orchite.

« Je ferai observer ici que le cornage dont
« l'alimentation par la gesse chiche est la
« cause, diffère manifestement, par sa gravité
« exceptionnelle, du cornage ordinaire qui est
« souvent compatible avec l'utilisation du che-
« val à des services pénibles. On peut s'en
« assurer tous les jours, dans les rues de
« Paris, par les bruits que font entendre, de
« temps à autre, les chevaux attelés soit à de
« lourds charrois, soit à des voitures légères.
« J'attribue cette différence à ce que le cornage
« déterminé par le lathyrus doit procéder d'une

« paralysie complète de tous les muscles
« laryngés , les deux récurrents étant pris
« simultanément ; tandis que, dans le cornage
« ordinaire , l'étude anatomique des lésions a
« démontré que la paralysie était toujours loca-
« lisée à gauche , par suite de la compression
« exercée sur le récurrent de ce côté, lorsque
« les ganglions bronchiques , au milieu des-
« quels il parcourt son trajet, sont le siège
« d'une tuméfaction inflammatoire , suivie
« d'une induration persistante , comme il ar-
« rive fréquemment dans la gourme. Ce point
« a été établi par les recherches de M. Collin
« et de M. Goubeaux. Les muscles laryngés
« du côté droit, ayant en pareil cas conservé
« leur activité, peuvent maintenir la glotte
« suffisamment ouverte pour que la respira-
« tion puisse s'effectuer avec l'ampleur qu'exi-
« ge même la production du travail.

« Je reviens aux accidents que M. Verrier
« a observés : le 20 février, les effets de l'ali-
« mentation avec la gesse se sont manifestés
« sur 6 chevaux, savoir :

« Sur le n° 6 de la série des 45 par une
« attaque de paraplégie, à la suite de laquelle
« le cornage est apparu ; l'opération de la tra-
« chéotomie a permis l'utilisation de ce che-
« val.

« N° 7, accès de cornage et opération de la
« trachéotomie.

« N° 8, attaque de paraplégie, suivie de mort.

« N° 9, attaque de paraplégie incomplète ;
« mort dans un accès de cornage à l'infir-
« merie.

« N° 10, attaque de paralysie et mort.

« N° 11, attaque de paralysie incomplète et
« cornage. L'application d'un tube fait dispa-
« raître le danger de l'asphyxie, mais l'animal
« reste incapable de tout service. Le 20 mars
« deux nouveaux cas de cornage, palliés par
« la trachéotomie.

« Enfin jusqu'au 24 avril, quinze chevaux
« devinrent corneurs à outrance et durent être
« trachéotomisés pour être utilisés,

« En résumé, sur 45 chevaux soumis au
« régime de la jarosse, dans des proportions
« qui ont varié entre 1 litre et 2, par jour et
« par cheval, 29 ont été atteints d'accidents
« de paralysie lombaire ou laryngée, le plus
« souvent coïncidant ensemble.

« Sur ces 29, neuf sont morts de paralysie
« ou de cornage ayant déterminé l'asphyxie ;
« et 20 ont dû être trachéotomisés pour être
« utilisés à leur service.

« Pendant que ces phénomènes si caracté-
« ristiques se produisaient sur le groupe des

« 45 chevaux soumis au régime de la jarosse,
« rien de pareil n'apparaissait sur les 150
« chevaux témoins qui avaient continué à être
« nourris avec leur ration ordinaire. Rien de
« plus démonstratif que ce contraste et qui
« témoigne mieux que c'est à l'usage de la
« jarosse que doivent être imputés tous les
« accidents survenus.

« Du reste, le hasard a permis à M. Verrier
« de recueillir une nouvelle observation par-
« faitement confirmative de la première,
« l'année même où celle-ci avait été faite.

« En juillet 1867, il fut appelé en consulta-
« tation dans une commune de la Seine-
« Inférieure, pour quatre chevaux de labour,
« affectés simultanément d'une maladie mal
« déterminée, que les habitants du pays avaient
« de la tendance à considérer comme l'effet
« d'un sort jeté sur ces animaux. M. Verrier,
« éclairé par ce qu'il venait d'observer, n'eut
« pas de peine à reconnaître la maladie de la
« jarosse, dans celle dont les chevaux de
« cette ferme étaient atteints. Il s'enquit auprès
« du fermier et apprit de lui que, de fin août
« à fin avril, les chevaux de la ferme, au nom-
« bre de sept, avaient mangé des grains de
« jarosse, associés à leur nourriture ordinaire ;
« poussant plus loin son enquête, il apprit

« que la culture de cette plante avait été intro-
« duite dans la localité depuis trois ans, et
« que, depuis cette époque, des accidents de
« cornage s'étaient montrés sur quelques
« chevaux des fermiers qui avaient fait entrer
« cette plante dans leur nourriture.

« A ces faits, j'en pourrais joindre un grand
« nombre d'autres, ayant tous la même signi-
« fication, notamment ceux que Delafond a
« recueillis à la poste de Villeneuve-Saint-
« Georges, en 1833, à la suite de l'alimenta-
« tion avec la gesse, dont il a bien saisi l'in-
« fluence en se remémorant les accusations
« portées contre cette plante par un certain
« nombre des auteurs qui ont traité de ses pro-
« priétés. Depuis la publication de l'observa-
« tion de Delafond, dans le *Recueil vétérinaire*,
« d'autres faits ont été produits, notamment
« par Loiset, de Lille ; Philippe Neu, de Chau-
« mont ; Raynal, etc., qui tous ont la même
« signification. »

Si nous avons rapporté tout au long ce passage de la discussion, c'est qu'il contient plus
d'un enseignement dont les éleveurs de la
plaine pourraient faire leur profit. Ainsi, plus
de doute que l'alimentation par la jarosse ne
détermine le cornage ; et, d'un autre côté, il
est démontré, par des faits indéniables, que le

principe actif de cette graine a une action spéciale sur la moëlle épinière, d'où il peut résulter la paralysie lombaire. Combien d'éleveurs, en rappelant leurs souvenirs, ne pourraient-ils pas accuser cette plante de quelques-uns des cas de paraplégie qu'ils ont observés sur leurs poulains, pendant la saison du piquet? Ce qu'ils appellent le mal de chien n'est autre chose qu'une paralysie incomplète, qui peut être la conséquence d'une intoxication par le *Lathyrus cicera*.

Pour terminer ce chapitre, mentionnons, d'après M. Pécault-Taschireau (1), l'effet des poussières de minium sur le larynx. Les chevaux employés à la pulvérisation de cet oxyde de plomb contracteraient facilement le cornage.

VI.

Quels sont les moyens de reconnaître l'existence du cornage chronique dans les deux sexes, et notamment chez la jument pleine, sans risquer de nuire au produit?

Le cornage ne se manifeste pas, dans l'immense majorité des cas, pendant le repos; il est donc indispensable, pour en reconnaître

(1) *Formulaire vétérinaire,* BOUCHARDAT.

l'existence, de soumettre les animaux, quel que soit leur sexe, à un exercice plus ou moins prolongé, pour accélérer la respiration et augmenter l'énergie des puissances expiratrices et inspiratrices.

Quatre procédés peuvent être employés pour arriver à ce résultat: l'animal attelé, l'animal monté, le galop en cercle, l'animal maintenu en main ou attaché à un poteau central, et enfin en liberté, libre de toute contrainte, dans un enclos, ou mieux dans un manège couvert.

Nous allons successivement examiner ces procédés, en signalant les avantages et les inconvénients de chacun, puis nous dirons quelques mots des moyens employés par les maquignons. Mais avant, exposons quelques règles qui s'appliquent à tous les procédés, et dont l'application doit précéder l'examen de tout cheval, au point de vue du cornage chronique.

Énumérons ces règles :

1° Se rendre compte de l'état de santé de l'animal; ajourner l'examen, si quelques symptômes, si légers qu'ils soient, font présumer l'existence ou l'invasion prochaine d'une maladie quelconque de l'appareil respiratoire;

2° S'assurer qu'aucune pièce du harnachement ne gêne en rien la respiration, en comprimant les voies respiratoires dans un point quelconque de leur étendue ;

3° Exiger que, pendant l'examen, l'animal ait toujours la tête bien placée, c'est-à-dire qu'elle ne soit ni fléchie sur l'encolure, ni tournée à droite ou à gauche ;

4° Eviter l'examen, s'il doit se faire pendant un vent violent, ou se placer sous le vent ;

5° Choisir un terrain un peu meuble, de manière à amoindrir, autant que possible, le bruit des battues ;

6° Faire exercer les chevaux par des personnes complètement indépendantes et désintéressées, et exiger le plus grand silence de l'entourage ;

7° Choisir de préférence, pour l'examen, un manège couvert ;

8° Se tenir le plus possible à proximité de l'animal, l'oreille attentive, de manière à saisir le moindre bruit anormal ;

9° Examiner, si faire se peut, l'animal à jeun, non pas que la plénitude de l'estomac puisse avoir une action sur la production du vice, mais pour se mettre en garde contre les troubles digestifs qui peuvent être la conséquence d'une course précipitée, ou d'une traction un peu violente.

Examen : le cheval attelé.

Ce mode d'examen convient surtout au cheval de trait, habitué au collier ; mais on ne peut le généraliser, car bon nombre de chevaux se refusent à supporter les harnais, soit qu'ils n'aient pas été dressés, soit qu'une blessure ou une douleur des épaules les empêche de donner franchement dans le collier, soit que leur caractère ou leur rétivité empêche de les porter en avant assez longtemps et assez sagement, pour juger de leur état sans arrière-pensée.

Supposons le cheval docile, parfaitement dressé ; on l'exerce au pas, autant que possible, en lui faisant gravir une côte, la voiture chargée ou une roue enrayée. L'expert, l'oreille à hauteur des naseaux, pouvant se tenir au brancard, mais à aucune autre pièce du harnachement, pour éviter les récriminations souvent mal fondées, écoute attentivement en suivant le cheval quelques pas, et lorsqu'il a jugé l'expérience assez longue, il fait arrêter.

S'il n'a rien entendu d'anormal, il déclare le cheval sain ; mais s'il survient un sifflement, si léger soit-il, ou un bruit plus ou moins rauque, sonore, il conclut à l'existence du vice. L'intensité et l'existence du bruit ne font rien à la chose, et, du moment que ce n'est plus le souffle normal, même exagéré, c'est du cornage.

Pour se prononcer en toute connaissance, il faut une certaine habitude et avoir fait l'éducation de son oreille, pour apprécier où commence le cornage, point qu'il est difficile d'indiquer, et que chaque examinateur place à son gré, suivant sa sévérité et la susceptibilité de son oreille.

Il peut arriver que l'examen au pas soit insuffisant; il faut alors précipiter davantage la respiration, rendre les efforts respiratoires plus violents, en fixant le thorax par la contraction des muscles. On met le cheval au trot, au galop même, et l'expert se porte au point le plus élevé que le cheval doit parcourir, le fait arrêter brusquement, en ayant soin de faire abandonner les rênes, pour que la tête se place naturellement. Si faire se peut, l'expert marche quelques pas avec le cheval, suffisamment ralenti, pour saisir les bruits respiratoires et n'avoir aucun doute sur la nature de celui qu'il entend.

Quelle doit être la durée de l'exercice, sa violence? Nous pensons qu'on ne peut établir de règle à ce sujet; tout doit être laissé à l'appréciation de l'expert, qui se fera un devoir de ne pas dépasser les limites d'une sage raison. Il est des chevaux qui ont besoin d'être mis à bout d'haleine.

Peut-on imposer, lorsque la conformation du cheval le commande, une allure plutôt qu'une autre? Non, quelque gros, quelque lourd que soit un cheval, l'expert, s'il croit devoir employer le galop pour déceler ce vice, doit l'employer s'il peut l'obtenir.

Examen: le cheval monté.

Si quelques chevaux font des difficultés pour accepter les harnais, il y en a un bien plus grand nombre qui se refusent à porter le cavalier, et il est souvent difficile de trouver quelqu'un d'assez résolu pour monter un cheval qu'il ne connaît pas, pour peu que celui-ci y mette de mauvaise grâce; mais supposons, comme dans le premier cas, le cheval docile et maniable.

Le cavalier le porte en avant, le force à prendre une allure vive, et le dirige vers l'endroit désigné par l'expert devant qui il doit passer ou s'arrêter. Si le cheval ne doit que passer devant son examinateur, il faut que celui-ci ait l'ouie bien fine, pour distinguer au milieu des battues et du bruit respiratoire normal, celui propre au cornage chronique. S'il est léger et quelle que soit la susceptibilité de son oreille, nous ne croyons pas qu'il puisse se prononcer bien affirmativement; et, dans un jugement de cette nature, il faut une affirmation absolue et non des soupçons.

Nous avons été témoin d'examens de cette nature et nous devons avouer que dans quelques circonstances, malgré la plus grande attention, nous n'avons rien entendu ; aussi étions-nous surpris de voir condamner les animaux, et cependant nous ne passons pas pour être sourd.

Quand un cheval passe comme une flèche devant vous, bien que prévenu, on opère instinctivement et involontairement un léger mouvement de recul pendant lequel l'attention se trouve suspendue, et suffisamment longtemps pour qu'on ne puisse saisir le bruit du cornage, qu'on peut en outre attribuer à une légère flexion de la tête sur l'encolure, produite par une traction sur les rênes ; car, on a beau recommander de les laisser libres , encore faut-il se tenir à cheval. Tout le monde n'a pas la hardiesse d'un scythe et beaucoup, s'ils n'avaient pas dans les mains ce moyen de maintien, pourraient se repentir de l'avoir dédaigné.

Nous avons été témoin d'accidents mortels

survenus dans ces circonstances ; aussi croyons-nous ce moyen dangereux et peu pratique.

Si l'on fait arrêter le cheval à hauteur de l'expert, les mêmes inconvénients existent, et l'on n'obtient que difficilement que le cavalier arrête son cheval au point voulu : ou il passera, ou il arrêtera trop loin pour que l'on puisse se trouver dans de bonnes conditions d'examen.

Outre ces inconvénients, il peut se présenter à la suite de cet examen quelques difficultés qu'il faut résoudre. Ainsi le cheval corne en marche, et une fois arrêté il ne dit plus rien : le cheval est-il ou n'est-il pas corneur ? Pour nous, oui ; mais pour d'autres, non. De là des contestations, des procès, des rancunes qu'il est, pour ainsi dire, impossible d'éviter : les écoles n'ayant pas signalé ces difficultés et donné leur appréciation, qui d'habitude fait loi.

L'examen du cheval monté est le plus habituel en Angleterre ; tous les chevaux supportant leurs cavaliers et ceux-ci étant plus habiles que les nôtres, on ne rencontre pas de difficulté sous ce rapport. Mais l'examen se fait dans des manèges couverts, où le moindre bruit est parfaitement saisissable, et, comme les vétérinaires qui délivrent des certificats de santé sont responsables de leur signature, ils

se montrent d'une grande sévérité, et ils ne négli-
gent jamais de mettre le cheval aux deux mains
et de lui demander tout ce qu'il peut produire.

Examen en cercle.

L'examen en cercle peut se faire de deux
manières : le cheval, muni d'un caveçon, est
attaché à un poteau central et limité dans ses
mouvements par un talus assez élevé formant
circonférence au cercle ; la longe ayant la longueur du rayon, de manière à permettre à la
tête de prendre sa position naturelle. Le cheval,
excité par une chambrière, est maintenu au
galop pendant tout le temps de l'examen. L'expert se place à la porte du manège, ou mieux
au centre du cercle, de façon à saisir tous les
bruits qui peuvent se produire.

Ce procédé, conseillé par nos maîtres, suivi
par l'Administration des haras, mais dans un
manège couvert, adopté par presque tous les
dépôts de remonte de France, en usage dans
beaucoup de localités de la Normandie, où l'on
rencontre de ces cercles dans quelques communes, sur les places publiques, pour être mis
à la disposition de ceux qui veulent en faire
usage, semble réunir toutes les conditions
voulues pour éviter toutes les contestations.
Cependant il est critiqué par quelques-uns,

honni par d'autres, et beaucoup même le considèrent comme impraticable et se refusent à
laisser essayer leurs chevaux de la sorte, pré-
tendant que le cheval n'est pas fait pour galoper
en cercle et qu'on ne peut pas obtenir une
position naturelle de la tête. Nous croyons,
nous, que, si ce procédé a trouvé tant de détrac-
teurs, c'est que c'est celui qui permet le mieux
de suivre et d'examiner attentivement le cheval, qui ne peut siffler ou corner sans que l'expert le moins sévère ne soit forcé d'en convenir.

Nous connaissons aussi des vétérinaires,
venus pour représenter des clients et défendre
leurs intérêts, qui se sont opposés à ce mode
d'examen, parce que le cheval à examiner était
trop lourd ; que sa conformation ne se prêtait
pas aux allures vives ; qu'il était destiné à faire
un travail au pas, à traîner un fardeau, et non
pas à galoper en cercle au bout d'une longe ;
qu'il fallait le soumettre au genre d'épreuve
qui se prêtait le mieux à ses aptitudes, qu'on
devait déduire de sa conformation générale.

Nous croyons qu'il y a, dans cette manière
de voir, de l'exagération, et qu'il faut, avant
tout, provoquer le cornage sans s'inquiéter de
la conformation du sujet, de son aptitude à tel
ou tel service, et encore bien moins des habi-
tudes du pays ; car, ce qui se fait en Normandie

ne se fait pas en Bretagne ou ailleurs. C'est pourquoi tel cheval, essayé au galop en cercle, sera trouvé corneur, tandis qu'essayé au trot, attelé ou monté, il ne cornera pas ; d'où des jugements différents qui entraînent des procès coûteux et des inimitiés.

Pour nous, nous estimons que c'est le procédé le meilleur, le plus pratique, et pouvant se prêter à l'examen de tous les chevaux ; nous le pratiquons depuis des années, aussi bien pour les chevaux de selle que pour les chevaux de trait. C'est par ce moyen que nous avons visité plus de 20,000 chevaux, et nous pensons en avoir une assez grande habitude pour connaître ses désidérata qui se réduisent à peu de chose.

On lui reproche surtout d'obliger les animaux à maintenir la tête en dedans du cercle, d'opérer une légère flexion latérale, qui, comprimant le larynx dans une certaine mesure, peut produire un cornage accidentel. Nous croyons que l'on exagère beaucoup l'influence de cette flexion. Sans nier pourtant son effet d'une manière absolue, nous sommes convaincu qu'elle se borne à peu de chose, et que dans l'immense majorité des cas, quand elle a lieu, elle est impuissante à produire le cornage ; elle augmentera un peu l'intensité du bruit respiratoire normal, mais c'est tout.

On nous concédera bien que, si cette flexion
était aussi puissante que d'aucuns veulent le
dire, ce n'est pas 333 corneurs que nous aurions trouvés, sur un total de 20,000 chevaux
essayés, mais au moins un millier.

Nous avons maintes fois été obligé de subir
des expertises faites par des vétérinaires
convaincus de l'effet de cette flexion, et toujours nous nous sommes élevé contre cette
manière de voir, parce que notre conviction
était basée sur des essais multiples, faits dans
les plus mauvaises conditions. Ainsi, nous
avons souvent fait galoper en cercle des chevaux auxquels nous ramenions forcément la
tête en dedans du cercle, en la maintenant dans
cette position par une corde fixée au surfaix,
et jamais nous n'avons réussi à provoquer le
vrai cornage, et cependant nous choisissions
nos chevaux parmi ceux qui avaient la tête
mal attachée; aussi reste-t-il avéré, pour nous,
qu'on ne doit tenir compte de cette flexion que
dans de très-rares exceptions; et si l'on soup-
çonne qu'elle peut produire ce bruit, il suffit
de mettre plusieurs fois le cheval au manège,
pour qu'après plusieurs exercices, il s'aban-
donne complètement, et qu'il fasse son épreuve
dans les meilleures conditions.

Il est, selon nous, une autre circonstance

qui produit plus souvent le cornage accidentel,
c'est lorsque la longe, trop courte, permet au
cheval de galoper dans le sens du rayon, de
travers, le grand diamètre de la tête prolon-
geant la longe, qui est fortement tendue par le
cheval, qui cherche à fuir en reculant. Dans
cette position, le larynx, fixé en avant par ses
attaches antérieures, est tiré en bas et en arrière par la concentration des muscles de la région inférieure du cou; il en résulte un allon-
gement antéro-postérieur de l'organe, un rapprochement des cordes vocales, qui peuvent
déterminer un cornage passager. Ce fait se
présente fréquemment lorsqu'on fait galoper
le cheval sur une piste qui n'est pas limitée
par un talus.

Il est à remarquer que, lorsque le cheval
corne par suite de la traction violente qu'il
opère sur la corde, le cornage se manifeste
d'une manière intermittente, chaque apparition
du bruit coïncidant justement avec la traction
exagérée; il est bien rare que, pendant la durée
de l'épreuve, le cheval ne fasse pas quelques
temps de galop, la tête en position naturelle,
et que par conséquent il ne corne pas.

Il est bien entendu que, lorsque nous ren-
controns des chevaux cornant dans ces conditions, nous ne les condamnons pas; nous

ajournons le plus souvent notre jugement à un nouvel examen, pendant lequel l'épreuve se fait généralement sans traction sur la corde.

Le deuxième procédé d'examen en cercle ne se différencie du premier que par la disposition du manège circulaire; dans l'un, comme nous l'avons dit, le cercle est limité par un talus, ce que nous préférons de beaucoup; dans l'autre, le cheval est maintenu à un centre fixe, mais, n'étant pas limité dans son parcours par un talus, il peut se traverser. Nous venons d'expliquer les inconvénients qui se rattachent à ce second procédé.

Quelle que soit la préférence que l'on accorde à tel ou tel procédé, l'examen doit se faire à l'une et à l'autre main, le cheval ne pouvant corner que d'un seul côté, qui sera le plus habituellement le droit.

Examinons maintenant les particularités, dans la manifestation du cornage, qui peuvent se présenter à la suite de ce mode d'essai :

Le cheval corne des deux côtés, seulement pendant l'action, et ne dit plus rien une fois arrêté. Ce cheval est-il corneur? Oui, parce que si on le fait avancer d'un pas, en simulant une correction et en tirant sur la longe, il se produit un très-léger sifflement, nié systématiquement par les uns, et qui passe inaperçu à ceux qui ont l'oreille paresseuse. En admettant même que ce petit sifflement n'existât pas, le cheval n'en est pas moins corneur.

Le cheval qui ne corne que d'un seul côté, est-il corneur? Oui, si l'on ne peut invoquer une position vicieuse de la tête.

Doit-on considérer comme corneur un cheval qui corne en cercle et qui ne corne pas en ligne droite, et réciproquement? Oui, parce que, quel que soit le mode d'essai employé, du moment que le cornage se manifeste, le cheval est corneur.

Que l'on ne croie pas que ces différents modes de manifestation soient inventés pour les besoins de la cause; ils sont réels et se présentent encore assez fréquemment, et bon nombre de nos confrères normands pourraient en témoigner. Plusieurs ont vu ces difficultés se présenter dans leur clientèle, et, comme nous, ils ont trouvé des vétérinaires, appelés à juger en dernier ressort leurs actes, qui ont confirmé leurs dires, et d'autres qui ont opposé les plus formelles dénégations.

Examen: le cheval en liberté.

Ce mode d'essai, s'il pouvait être employé dans toutes les circonstances, rallierait tous les contradicteurs des autres procédés. On ne pourrait plus invoquer une position vicieuse de la tête, une pression des harnais, une connivence de celui qui conduit ou monte le cheval; là, il serait complètement abandonné à lui-même; libre d'obéir à ses mouvements volontaires, et débarrassé de tout lien qui puisse modifier, d'une façon ou d'une autre, ses volontés, il se présenterait à l'examen de ses juges dans son état de nature.

Mais, pour être mis en pratique, ce procédé demande un manège couvert ou un enclos suffisamment limité, pour que le cheval ne s'éloigne pas trop de l'examinateur; malheureusement on ne trouve pas partout les moyens de mettre ce procédé en pratique.

Excellent, quand on n'aurait que quelques chevaux à visiter, il serait trop long quand on en aurait une certaine quantité.

Procédés des maquignons.

Quelques maquignons, dans le but de se rendre compte si les chevaux qu'ils ont achetés sont corneurs, ont l'habitude de les mettre dans une écurie, de les attacher la tête un peu basse, de les effrayer de la voix et du geste, et, lorsqu'ils sont suffisamment surexcités, ils leur appliquent un vigoureux coup de poing en arrière de l'épaule gauche, au niveau de la base du cœur. Immédiatement après, le cheval frappé pousse une vigoureuse expiration, pendant laquelle se produit le cornage, s'il existe ; mais il faut que ce vice soit assez prononcé, car si le cornage est peu intense, il ne se manifeste pas, comme nous avons pu nous en convaincre, en mettant ce procédé à l'expérimentation.

D'autres, après avoir fait trotter quelques instants, compriment le larynx, et si le cheval siffle, ils le tiennent pour suspect. Ce procédé n'a rien de sérieux, beaucoup de chevaux, parfaitement sains, cornant pendant cette manœuvre.

Nous avons vu aussi appliquer autour du cou, sous la gorge, une courroie analogue à celle que l'on met aux chevaux tiqueurs, de manière à fixer la trachée et à en diminuer le calibre ; puis on passait derrière eux, et on leur administrait une correction, pendant laquelle l'intéressé se tenait près de la tête pour saisir le bruit du cornage.

Examen des juments pleines.

Nous ne connaissons pas de procédé applicable plus particulièrement à la jument pleine. L'examen en cercle non circonscrit, ou en liberté, dans un manège, est le procédé qui lui convient le mieux, et qui offre le moins de danger, lorsqu'on a la sagesse d'agir sans brutalité et de ne pas trop précipiter le galop.

Sur 177 juments pleines de cinq ou six mois, examinées par le procédé du rond, deux seulement ont avorté, et encore étaient-elles arrivées à un terme plus avancé de la gestation. Cette proportion est encore trop grande pour qu'on puisse conseiller ce procédé ; en tout cas, il serait toujours imprudent de soumettre une jument pleine de plus de six mois à l'examen du cornage.

On peut, en consultant le larynx, diminuer la longueur de l'épreuve et la rendre moins pénible, mais on ne peut obtenir de la sorte un jugement bien affirmatif ; on ne peut avoir que des soupçons, ce qui n'est pas suffisant pour engager quelqu'un à acheter un produit d'une jument qui n'aurait subi qu'un examen aussi superficiel.

Ce serait peut-être le cas de rajeunir le procédé qui était mis en pratique, il y a quelque vingt ans, au dépôt de remonte le plus important de la Normandie, et qui consistait à munir, après l'avoir placé parallèlement à un mur, le cheval à examiner, d'une bride à mors puissant que l'on bouclait au surfaix, de manière à ramener la tête. Cette position obtenue, on sollicitait des déplacements sur place avec une chambrière, et si l'animal se tirait de cette épreuve sans faire entendre de bruit particulier, il était déclaré sain.

Ce procédé pourrait être bon, si on ne forçait pas trop la position de la tête, car nous savons à quelles erreurs de jugement l'on s'expose en exagérant la mise en main ou l'encapuchonnement.

VII.

Quelle réglementation pourrait-on appliquer aux étalons de l'industrie privée, afin d'empêcher la propagation de ce vice ?

Les précautions dont s'entoure l'Administration des haras avant d'accepter les étalons des éleveurs français, l'extrême sévérité du vétérinaire appelé à juger les chevaux au point de vue des vices transmissibles, par voie d'hérédité, sont des garanties sérieuses pour l'élevage. Mais, lorsque les éleveurs veulent avoir recours aux étalons de l'industrie privée, ils se trouvent en face d'une incertitude que ne parvient pas toujours à faire cesser l'exhibition d'un certificat de santé, persuadés qu'ils sont, que beaucoup de ces pièces ont été délivrées sur une simple demande, et sans examen de l'animal qu'elles concernent.

Ils sont donc obligés de s'en rapporter à la bonne foi des propriétaires d'étalons, qui, ayant des intérêts à ménager, affirment toujours que leur cheval est exempt de tout vice, ou tares transmissibles.

Le plus grand nombre des éleveurs livrent leurs juments à l'étalon, sans s'inquiéter si celui-ci est dans les conditions de santé voulues pour assurer à ses produits une constitution à l'abri des atteintes d'un vice quelconque; aussi résulte-t-il de l'ignorance ou de l'indifférence des uns, et de la liberté absolue laissée aux propriétaires d'étalons, que les vices héréditaires, et en particulier le cornage, qui nous occupe plus spécialement, peuvent se transmettre et se propager, sans que l'auteur de ces méfaits puisse être inquiété.

Si l'on veut en arrêter la propagation et mettre un terme à cet abus, il est indispensable de réglementer l'industrie étalonnière, et d'édicter des peines contre ceux qui enfreindraient le règlement.

C'est pourquoi il nous paraît nécessaire de prendre, à l'égard de ce vice, quelques dispositions législatives que l'on rendrait exécutoires sur toute l'étendue du territoire français.

Nous voudrions, par exemple, que ce règlement renfermât les clauses suivantes:

1° Exiger que celui qui voudra livrer à la reproduction un étalon, en fasse la déclaration au maire de la commune, pour ceux qui résident en France; et, pour les étrangers, au maire de la première commune qu'ils traverseront;

2° Le maire devra, dans le plus bref délai, et avant d'autoriser l'étalon à faire la monte, le faire visiter par un vétérinaire de son choix, lequel délivrera un certificat constatant que l'étalon n'est pas atteint du cornage chronique;

3° Imposer au vétérinaire commis pour la visite, un mode d'essai : celui qui aura été reconnu le meilleur, le plus décisif, pour arriver à la constatation du vice;

4° Le certificat délivré, établi sur papier timbré, sera légalisé par le maire qui aura provoqué la visite, et sur lequel il ajoutera ou fera ajouter : « Autorisé pour le service de la monte pour l'année..... » Il contiendra le signalement minutieux de l'animal; et, sous peine de nullité, il sera sans rature ni surcharge, et ne sera valable que pour une année;

5° Il sera présenté sur simple invitation aux maires des communes parcourues , et à tous les agents de la force publique , chargés de veiller à l'exécution des lois et règlements;

6° Toute contravention sera punie d'une

amende de 200 francs, qui pourra être doublée en cas de récidive, sans préjudice de la question de dommages et intérêts que pourra ouvrir le propriétaire de la jument, qui se croirait lésé.

Les peines édictées par ce projet de règlement pourront paraître exorbitantes ; mais si l'on songe aux préjudices que causent à l'élevage l'insouciance et souvent la mauvaise foi de ceux qui se livrent à cette industrie, il faut sévir rigoureusement, ne pas hésiter et proportionner l'amende au préjudice causé.

Que de déboires de moins pour l'élevage ! Que de transactions honteuses évitées, que le petit cultivateur subit à l'encontre de ses intérêts, lorsqu'il a le malheur de posséder un cheval corneur, et qu'il ouvre la porte de son écurie à des maquignons de bas étage, qui usent de leur faconde pour amener le pauvre diable à se dessaisir à vil prix d'un cheval sur lequel il comptait pour payer son fermage !

Que de procès onéreux écartés si, par un règlement sévère, on arrive à diminuer la fréquence de ce vice !

Qui veut la fin, veut les moyens.

VIII.

Prophylaxie et traitement du cornage chronique.

Peut-on espérer, connaissant les causes qui peuvent donner naissance au cornage chronique, voir disparaître ce vice ? Evidemment non ; car il en est, parmi les causes que nous avons signalées, qu'il n'est pas au pouvoir de l'homme de modifier, quels que soient les progrès que nous réserve l'avenir. Il faudra, quoi qu'il arrive, toujours compter avec la position géographique des lieux, avec le climat et avec les terminaisons fâcheuses des maladies ; mais, il en est d'autres dont on peut modifier l'action et qu'on peut même faire disparaître totalement ; pour cela il faut de la volonté et de la persévérance.

Au nombre de celles-ci, plaçons en première ligne l'hérédité, qu'il est facile de combattre par une extrême sévérité dans le choix des étalons, de manière à retirer de la reproduction tous ceux atteints de ce vice, à quelque degré que ce soit. Pour cela, il est indispensable de les soumettre tous, — sans en excepter ceux appartenant à l'Administration des haras, qui, au contraire, devra donner l'exemple, —

à une visite sévère, de manière à faire disparaître tout soupçon de l'existence du vice.

On ne devra jamais se départir de cette sévérité, et, pour compléter la mesure, on devra exiger que cette visite soit renouvelée chaque année avant la saison de la monte, le cornage pouvant survenir dans l'intervalle de deux visites.

Cette mesure pourra paraître vexatoire à quelques-uns, mais elle sera acceptée par la majorité des détenteurs d'étalons, qui ont tout intérêt à faire savoir aux éleveurs que le cheval qu'ils offrent est muni d'une patente de santé. En tout cas, l'Administration des haras peut fort bien informer les propriétaires d'étalons qu'à l'avenir elle refusera son approbation et la prime qui l'accompagne, à tous ceux qui ne se seront pas conformés à cette obligation.

C'est surtout du côté du générateur mâle qu'il faut poursuivre le cornage, car c'est lui qui contribue le plus à sa propagation, par le nombre quelquefois considérable de sujets qu'il procrée chaque année.

Ce serait attenter au droit de propriété que de prescrire la castration pour tous les animaux corneurs ; c'est pourquoi il est indispensable de réglementer l'industrie étalonnière et d'édicter des peines très-sévères pour ceux qui enfreindraient le règlement.

Il n'y a pas que les chevaux réellement corneurs qu'il faut retirer de la reproduction, mais
encore ceux qui ont le triste privilège de transmettre le vice sans le posséder ; car un cheval,
que l'on dit sain et qui, de notoriété publique, produit des poulains dont les deux
tiers deviennent corneurs dans un âge peu
avancé, est aussi dangereux que celui qui
corne *coram populo*, et nous dirons même qu'il
l'est plus, parce que l'on ignore son vice et que
les éleveurs soucieux de leurs intérêts ne peuvent se mettre en garde contre un défaut qui
n'existe pas réellement. L'Administration des
haras pourrait seule mettre cette partie du
programme à exécution, parce qu'elle peut
très-bien se faire renseigner par ses agents,
qui connaissent tous les poulains qui sont nés
des chevaux qui leur sont confiés et qui reçoi-
vent les doléances des propriétaires des juments, quand les produits ont mal réussi pour
une cause quelconque.

Si l'on veut arriver à un résultat plus sérieux, il faut aussi surveiller les juments, qui
contribuent dans une certaine mesure à entretenir le vice ; mais là, on ne peut agir directement, à moins que ce ne soit sur celles que
l'on présente aux concours de primes et pour
lesquelles on pourra toujours exiger des cer-

tificats de santé. Pour les autres et particulièrement pour celles dont les produits mâles
sont achetés en vue d'en faire des étalons,
l'Administration des haras, en prenant certaines dispositions , pourrait encore concourir
puissamment à l'extinction du vice, en empê-
chant les juments corneuses d'être livrées à la
reproduction avec une quiétude absolue.

Elle pourrait exiger, pour tout cheval entier
admis à faire ses épreuves, que le propriétaire
fût tenu de fournir, outre le certificat, ou
mieux un duplicata de ce certificat, une patente
de santé délivrée par un vétérinaire assisté
d'un témoin, constatant que la mère n'est pas
atteinte du cornage.

Si nous demandons l'assistance d'un témoin
à la visite de la jument, témoin qui apposera
sa signature sur la patente, c'est pour donner
à cette pièce une plus grande valeur d'exacti-
tude et éviter les patentes de complaisance.

Nous pensons qu'en mettant avec persévérance à exécution, les projets que nous
conseillons, on arriverait sûrement et en peu
d'années à une diminution considérable des
cas de cornage héréditaire.

Si l'on ne peut agir sur la constitution atmosphérique des lieux et modifier le climat
d'une région, on peut cependant mettre les

animaux qui doivent y vivre dans des conditions telles que l'influence de ces causes se fasse sentir avec moins d'activité et d'une façon moins continue. Il suffit pour cela de faire construire dans les prairies, dans les parcours, des abris où les animaux puissent se réfugier pendant les mauvais temps. Instinctivement, lorsqu'ils le peuvent, les chevaux et les juments vivant en liberté cherchent à se soustraire à l'impétuosité du vent et aux pluies froides de l'hiver. S'il y a un talus, un arbre, une haie, on peut être assuré qu'ils se placeront derrière, de façon à éviter les rafales; s'ils ne trouvent pas d'abris naturels, ils tournent la croupe au vent et se tiennent la tête basse, indifférents à tout ce qui se passe autour d'eux. Cet état d'hébétude prouve surabondamment la nature des sensations qu'ils éprouvent, et il est plus que probable que s'ils avaient le loisir de s'y soustraire, ils s'empresseraient de le faire.

Que de maux de gorge évités, que de rechutes de moins, si un simple hangar permettait aux animaux de se soustraire aux vicissitudes atmosphériques !

Il serait certainement plus logique de rentrer les animaux pendant la saison des pluies et pendant l'hiver ; c'est ce qui se fait du reste

dans les pays où l'élevage est mixte et où le
mode de culture permet de récolter assez de
fourrages naturels ou artificiels pour pouvoir
hiverner; mais là où le régime pastoral domine, où il est le seul qui se puisse employer, il
n'est pas possible de soustraire, même momentanément, les animaux aux influences
atmosphériques. Il faut donc supporter ce que
l'on ne peut empêcher, mais aussi il faudra
toujours compter avec cette cause.

L'élevage en liberté est, du reste, une condition *sine quà non* de la production économique
du cheval, et, s'il fallait réformer ce mode d'élevage, ce serait la ruine de notre industrie
chevaline.

La constitution atmosphérique, et surtout
l'hygrométricité de l'air, dépendent beaucoup
de la situation géographique des lieux, de la
nature du sol, de sa déclivité et du nombre
des cours d'eau que l'on y rencontre.

Partout où nous avons constaté le cornage,
nous trouvons cette constitution particulière
de l'atmosphère, due aux brouillards marins
qui suivent les marées et aux évaporations
constantes qui émanent du sol lui-même, lequel est souvent submergé pendant la période
des pluies.

Cette humidité constante fait la richesse des

pays d'herbages ; c'est grâce à elle que l'herbe croît abondamment et permet d'entretenir sans beaucoup de peine de nombreux sujets de l'espèce chevaline ; mais cette humidité favorise singulièrement la propagation du cornage et si l'on pouvait la diminuer, on arriverait à une décroissance marquée du nombre de cas de ce vice.

Voyons si l'on peut de ce côté réaliser quelques progrès ?

Il ne faut pas espérer diminuer l'intensité des brouillards marins, ni l'évaporation des eaux endiguées par la nature ; mais on peut agir sur celle qui provient du sol, en diminuant les eaux souterraines et en les déversant dans les rivières ou dans des canaux artificiels. Rien n'est plus facile avec le drainage, et bon nombre d'herbagers de la Basse-Normandie ont retiré de cette opération agricole des avantages considérables. Non seulement ils ont asséché leurs prairies, mais ils ont changé la nature des herbes qui, moins aqueuses tout en étant aussi nutritives, ont permis de modifier sensiblement le tempérament des animaux.

Le pur-sang, qui se modifiait si vite dans les vallées plantureuses du pays d'Auge et du Bessin, se maintient aujourd'hui dans son type primitif, et là où on n'élevait que des chevaux

mous et lymphatiques, prédisposés aux affections de la gorge et des poumons, et chez lesquels la gourme laissait des traces ineffaçables,
on produit actuellement des chevaux plus ro-
bustes, plus résistants, et qui luttent avec plus
de succès contre les causes morbides inhéren-
tes au sol qui les voit naître.

Plusieurs écuries de pur-sang sont aujour-
d'hui en pleine prospérité dans cette vallée
d'Auge que l'on ne disait bonne qu'à faire de
la viande de bœuf; c'est au drainage qu'elles
doivent leurs succès, et depuis que cette opération a été pratiquée, on a vu disparaître totale-
lement le cornage héréditaire; il ne s'y est pas
représenté depuis que les propriétaires ont
opéré des réformes radicales et qu'ils se sont
décidés à n'avoir chez eux que des étalons leur
appartenant, et dont ils connaissent parfaitement les origines entièrement indemnes du
cornage chronique.

Une fois ces mesures généralisées, que les
éleveurs surveillent plus attentivement leurs
chevaux; qu'ils leur fassent donner des soins
médicaux quand ils en réclameront; qu'ils ne
se reposent pas entièrement sur les efforts de
la nature pour amener la guérison des maladies qui les atteignent si souvent à leur insu;
qu'ils ne craignent pas les traces éphémères

des révulsifs, et ils diminueront encore les chances de voir apparaître le cornage sur leurs élèves.

Pour terminer ce travail, disons quelques mots du traitement de ce vice. Nous n'avons malheureusement aucun succès à enregistrer, malgré plusieurs tentatives.

Nous avons essayé tour à tour les révulsifs de toute nature sur la gorge : le séton, le vésicatoire, la pommade rouge, les fumigations irritantes au goudron, aux baies de genièvre, la médication arsenicale, l'iodure de potassium préconisé par M. Trasbot, et cela sans amélioration ; il est vrai que nous avons employé ce dernier sel quand le cornage était confirmé et lorsqu'il y avait probablement un commencement d'atrophie des muscles laryngés, par suite de la compression du récurrent gauche à travers les ganglions bronchiques. Il aurait été, peut-être, plus logique d'associer ce médicament au traitement général de la gourme quand on suppose l'engorgement de ces ganglions ; mais la difficulté, c'est de diagnostiquer cette lésion qui, certainement, peut être la conséquence de la diathèse gourmeuse, mais qui est loin d'être constante.

Nous pensons, du reste, que lorsque le cornage est réellement chronique, la nature

des lésions qui le déterminent sont de celles
que les médications les plus diverses ne peuvent améliorer ni faire disparaître.

IX.

Du cornage au point de vue rédhibitoire.

Ce chapitre additionnel au travail présenté
au concours de 1882, n'a pas été apprécié par
les Membres de la Commission instituée par
le Ministre de l'Agriculture pour juger les
différents mémoires qui lui ont été soumis.
Il ne devait pas faire partie du programme
imposé ; mais, comme il termine logiquement
l'étude d'un vice rangé par la loi du 2 août
1884 parmi ceux entraînant la résolution de la
vente, nous avons cru devoir, pour terminer
cet opuscule que nous livrons aujourd'hui au
public, ajouter quelques réflexions sur ce vice
au point de vue rédhibitoire , réflexions que
nous soumettons au jugement de ceux qui
nous feront l'honneur de nous lire.

Nous avons fait ressortir dans ce travail que
le cornage pouvait se manifester pendant l'action de manger de l'avoine, au repos ou pendant l'exercice, d'un seul ou des deux côtés ;
qu'il pouvait être continu ou intermittent ,
cesser avec l'exercice ou continuer après lui ;

qu'il pouvait, en outre, parcourir tous les degrés de l'échelle diatonique sans cesser pour cela d'être du cornage chronique.

Nous avons aussi avancé, que le seul moyen pratique, commode, prompt et infaillible pour le reconnaître, était de mettre les chevaux au galop en cercle, à l'une et à l'autre main ; que tous les autres procédés, plus longs, plus dangereux, restaient incertains, soit parce qu'ils ne permettaient pas à l'observateur de bien juger, soit parce qu'on n'obtenait que difficilement avec eux l'allure du galop, la seule qui, en toute circonstance, puisse faire dévoiler le vice lorsqu'il existe.

L'opinion qui veut qu'un cheval puisse corner au rond, c'est-à-dire au galop en cercle, et ne rien dire au harnais, est erronée. Elle vient de ce que l'on n'exige pas de l'animal attelé une dépense de force et une allure suffisamment développées ; mais, que l'on enraye les roues du véhicule, que l'on force le cheval à monter une côte, même au pas, et on verra s'il ne corne pas aussi sûrement et aussi facilement que lorsqu'il était en cercle au bout d'une longe.

Si l'on veut savoir sérieusement si le cheval corne ou ne corne pas, il faut le mettre dans des conditions telles que la respiration soit suffisamment accélérée pour qu'elle dise ce qu'elle doit dire; et surtout, que l'on ne s'arrête pas devant la crainte de l'essouffler, et que l'on ne recule pas devant quelques coups de fouet pour stimuler son ardeur ou corriger une mutinerie passagère. Il n'y a que ceux qui ont intérêt à ne pas savoir la vérité qui peuvent s'apitoyer et maugréer pour quelques stigmates passagers que le cheval portera sur les fesses.

Il faut bien se pénétrer de ce fait que, quelle que soit la rapidité de la respiration, elle restera silencieuse si le cheval est sain, tandis qu'au contraire, s'il est atteint du cornage au plus infime degré, elle sera légèrement sifflante.

A ceux qui désireraient se faire l'oreille et contrôler ce que nous avançons, nous conseillerons de suivre les hippodrômes de trot et de galop et d'écouter respirer les chevaux après leur arrivée au poteau : ils acquerront bientôt la certitude que l'exercice le plus violent est impuissant à rendre la respiration bruyante.

Pour être rédhibitoire, le cornage doit être chronique, c'est-à-dire, l'expression symptomatique d'une maladie n'existant plus à l'état aigu. Donc, il doit être de première règle, avant d'examiner un cheval au point de vue du cornage chronique, de s'enquérir immédiatement de son état de santé et d'ajourner tout

examen ou décision si l'on surprend quelques
signes d'affection aiguë. Un peu d'ébrouement;
les naseaux humides ; un peu de jetage sé-
reux ; une rougeur légèrement accentuée de
la conjonctive, surtout si l'œil est un peu chas-
sieux ; une sensibilité de la gorge , si obtuse
soit-elle, sont des signes suffisants pour faire
surseoir à un examen, ou arrêter un jugement,
si, pressé par le temps, on est forcé quand
même de faire une épreuve.

Cependant, il ne faut pas trop s'en laisser
imposer par ces symptômes, qui peuvent avoir
été provoqués dans le but d'arrêter l'expert,
dans l'espoir de voir se passer les délais sans
assignation, ou encore pour chercher à trom-
per sur l'importance d'un léger sifflement que
l'on sait devoir être constaté et que l'on ne
manquera pas de mettre sur le compte d'un
état congestif relevé lors de l'examen de santé.

Quelques maquignons cherchent à enrouer
leurs poulains entiers en 'les laissant hennir
toute une journée près de juments en chaleur
ou pisseuses qu'ils leur donnent intentionnel-
lement pour commensales. Il suffit d'être prévenu de la possibilité de ces ruses pour se
tenir sur ses gardes.

Comme nous l'avons déjà dit dans le premier
chapitre, lorsque l'on a à examiner des jeunes

chevaux qui viennent d'être dépaysés, il faut
être très-prudent pour déclarer chronique un
cornage qui peut se présenter sans symptômes
aigus appréciables, car alors on s'exposerait
à des erreurs grossières très-préjudiciables à
sa considération et à ses intérêts ; aussi est-il
bon et prudent de voir les jeunes chevaux
plusieurs fois et de tenir compte de la façon
dont le cornage se traduit aux différents examens.

Si, par exemple, à un premier essai, le cornage débute par un sifflement aigu s'accentuant
peu à peu, tout en voilant son timbre, on peut
être sûr qu'il y a de l'hypérémie des cordes
vocales et qu'une angine est imminente ; surtout
si, pendant l'exercice, un peu de salive mous-
seuse, filante, s'échappe par les commissures
des lèvres ; si, au contraire, le cornage se manifeste par un sifflement aigu, plus ou moins
strident, toujours semblable à lui-même, quelle
que soit la violence et la durée de l'épreuve,
on peut affirmer qu'il restera toujours tel et
qu'il caractérise le cornage chronique à son
début.

Si le cheval est sous le coup d'une angine,
de deux choses l'une : ou elle disparaîtra et le
cornage avec elle, sous l'influence de quelques
soins hygiéniques et un court séjour sous une

bonne couverture, dans une écurie dépourvue de courants d'air; ou elle parcourra toutes ses phases. Le vice qui était symptôme initial, persistera pendant toute la période de sécheresse de la maladie, pour diminuer d'acuité ou disparaître tout à fait lorsque le jetage sera établi, quand le cheval aura *débouché*, comme on dit en Normandie.

De plus, s'il venait à persister, il est à peu près certain que, si le cheval n'est pas né d'ascendants corneurs, il cessera totalement avec les derniers symptômes de la maladie; tandis que l'on peut prédire, avec une certitude presque absolue, qu'il persistera si l'animal a eu pour procréateurs des parents qui en étaient entachés.

Si la loi a fait suivre du qualificatif chronique le mot cornage, elle n'a pas dit qu'il devait être incurable; aussi, ne faudrait-il pas accuser d'ignorance un expert et médire de lui, si plus tard il arrivait que le cornage constaté dans les conditions les moins critiquables venait à disparaître cinq ou six mois après; non seulement son jugement est inattaquable scientifiquement, mais encore il était vrai dans toute l'acception du mot, puisque, lorsqu'il a visité le cheval, le cornage existait et qu'il était réellement chronique.

Ce fait se présente encore assez fréquemment, surtout si les chevaux condamnés corneurs dans le Nord, sont conduits sur le littoral de la Méditerranée ou sur nos frontières Pyrénéennes, ou bien encore dans la Péninsule Ibérique ; c'est ce qui fait dire que le cornage chronique se guérit dans les pays chauds. De fait, il est incontestable qu'un air sec et chaud est favorable à la guérison des affections chroniques des voies respiratoires, tandis que le froid et l'humidité provoquent des exacerbations et entretiennent une irritation permanente de tout le conduit aérifère. Le symptôme cornage même se modifie quelquefois sensiblement sous l'influence de l'humidité ; nous avons connu des chevaux qui cornaient plus fort lorsqu'on les faisait séjourner quelques heures dans une atmosphère brumeuse et froide.

Si l'on peut espérer la guérison du cornage chronique acquis, il faut ne se faire aucune illusion sur celui qui est héréditaire ; aussi, si les Méridionaux ne craignent pas d'acheter des chevaux corneurs, ils ont bien soin de s'enquérir si le père ou la mère étaient affectés de ce vice.

Au point de vue résolutoire, peu importe que le cornage soit acquis ou héréditaire ; du moment qu'il existe et qu'il est chronique, il rentre dans la catégorie des vices rédhibitoires, et cela avec juste raison, car il est essentiellement caché et diminue tellement la valeur de l'animal, qu'on ne l'aurait pas acquis ou qu'on n'en aurait donné qu'un moindre prix, si on l'avait connu.

Peut-on établir quelques signes distinctifs entre le cornage héréditaire et le cornage acquis? Oui, si l'on est appelé à en juger peu après l'accident qui leur a donné naissance.

Nous avons dit, autre part, que le cornage chronique héréditaire était de nature essentiellement paralytique d'abord et atrophique ensuite; qu'il se traduisait au début par un sifflement aigu, se maintenant au même diapason pendant toute la durée de l'épreuve; qu'il s'aggravait et changeait de ton avec le temps, mais qu'il restait toujours lui-même tant que durait l'examen.

Le cornage chronique acquis, lui, est le plus souvent la conséquence d'un épaississement morbide de la muqueuse du détroit laryngien, d'un œdème sous-muqueux, d'une congestion passive des cordes vocales ou d'une adénopathie des ganglions broncho-pulmonaires.

Presque toutes ces lésions sont modifiables, dans une certaine mesure, par la gymnastique fonctionnelle : modifications qui auront pour premier résultat de diminuer la turgescence de la glotte, d'élargir le détroit, de diminuer l'obstacle qui s'opposait au libre accès de l'air à l'entrée ou à la sortie, d'amoindrir ses vibrations et celles de la muqueuse et, par suite, de produire un affaiblissement dans le timbre du bruit constituant le cornage, affaiblissement qui peut être tel, dans quelques circonstances, qu'il devient à peine saisissable si l'on insiste sur la durée de l'épreuve.

Comme il est facile de le comprendre, la modification que subissent les lésions n'est que passagère, et, après quelques heures de repos, épaississement, œdème, congestion passive reviennent ce qu'ils étaient primitivement. Chez quelques sujets, il s'opère même une sorte de réaction qui rend le cornage plus évident, plus accentué, si on vient à essayer de nouveau l'animal pendant qu'elle se produit.

Tant que les lésions n'intéressent que la muqueuse ou le tissu cellulaire sous-jacent, le cornage se produit toujours dans les mêmes conditions; mais malheureusement, lorsque la guérison de la maladie ne doit pas survenir, que l'atrophie musculaire des muscles intrinsèques du larynx entre en jeu, que l'inertie des cordes vocales se produit, que l'adénopathie est ancienne et chronique, alors le vice s'accentue, s'aggrave et devient absolument semblable à celui qui est héréditaire.

Lorsqu'on est appelé à juger du cornage chronique après une affection des voies respiratoires : angine simple ou gourmeuse, laryngée ou pharyngée, bronchite, pneumonie, peut-on dire affirmativement que le cornage a été la conséquence d'une de ces maladies? Assurément non, puisque, toutes choses bien considérées, cette terminaison est encore une exception. En effet, si l'on veut bien se reporter au tableau que nous avons donné au chapitre des causes du cornage chronique en dehors de l'hérédité, on verra que, sur l'ensemble des maladies qui y sont spécifiées, la proportion des cas de ce vice n'atteint que 12,20 pour cent.

Mais peut-on assigner au cornage une ancienneté relative et le faire remonter à une époque antérieure à la vente, si celle-ci ne date pas de six semaines à deux mois? Affirmativement non, probablement oui, si l'on veut tenir compte de la façon dont le cornage se produit. S'il a le caractère de celui dit héréditaire, il y a beaucoup de probabilités, pour ne pas dire une certitude absolue, qu'il remonte à une époque plus éloignée, parce qu'alors il est l'expression d'une lésion très-ancienne ; tandis que, si le vice présente les caractères du cornage acquis, il y a lieu de croire qu'il est relativement récent, attendu que le temps qui s'est écoulé entre la vente et l'essai n'est pas suffisant pour avoir amené des lésions susceptibles de produire un cornage semblable à celui qui est la conséquence de la paralysie des cordes vocales et de l'atrophie des muscles du larynx. Malheureusement les probabilités ne sont pas des certitudes, et en justice, celles-ci seules peuvent amener des jugements fondés, non critiquables.

Cependant, dans une pareille circonstance, si la question était ainsi posée par le Tribunal et que l'on ait la conviction intime que le cornage est antérieur ou postérieur à la vente, il nous semble que l'on pourrait faire connaître son opinion, en l'appuyant des considérations que suggéreraient la conscience et l'expérience, sans toutefois chercher, par des conclusions catégoriques, à entraîner le jugement dans un sens ou dans un autre.

Presque toujours la demande en résiliation de vente ne vient devant le Tribunal qu'après un conseil basé sur un examen de l'animal. Le conseil délivre un certificat, et l'acquéreur, fort de son affirmation, se met en règle. Les experts nommés se réunissent et constatent, d'un commun accord, que le cheval motivant l'expertise est atteint d'une affection des voies respiratoires. Ils le visitent quand même et constatent le cornage; ils font un procès-verbal suspensif, ne voulant pas, en présence de l'affection aiguë, dire que le cornage était préexistant à la vente.

Ils reportent leurs conclusions à la guérison complète de l'animal, laquelle survient après trois ou quatre semaines. Nouvel essai, nouvelle constatation du vice. Doit-il, dans cette circonstance, être considéré comme rédhibitoire, malgré la maladie survenue chez l'acheteur? A notre avis, oui, attendu que le certificat délivré est une pièce attestant que le vice existait avant la maladie. Ce serait faire injure à l'auteur du certificat que de croire qu'il s'est trompé ou que l'on suspecte son jugement et sa bonne foi. Nous croyons que l'on doit toujours tenir grand compte des pièces produites, lorsqu'elles n'ont pas été délivrées après coup; aussi, pour justifier de leur date, est-il bon de les faire enregistrer ou de les faire viser par le Maire.

S'il n'y a pas eu de certificat, et que l'acheteur ait provoqué l'expertise, de sa propre initiative, il n'en est pas de même; les experts n'ont plus pour les guider que leurs lumières et leur conscience; ils doivent alors, avant de formuler leurs conclusions, bien étudier la manière d'être du cornage, car il serait souverainement injuste de faire supporter au vendeur la conséquence d'une maladie qui est peut-être survenue par un manque de soin ou par l'incurie de l'acheteur.

Puisque nous avons parlé de certificat, il n'est peut-être pas inutile de rappeler, si l'on ne veut pas avoir de difficulté avec le fisc, qu'il doit toujours être sur papier timbré. La loi du 13 brumaire an VII est positive à cet égard. Dans son article 12, elle dit :

Sont assujettis au droit de timbre..... les actes entre particuliers, sous signature privée..... et généralement tous actes et *écritures*..... devant ou pouvant faire titre ou *être produits* pour obligation, décharge, justification, *demande ou défense*.....

(Une infraction à cette loi peut entraîner pour le signataire un minimum de 60 ou 80 francs de frais).

Le cornage chronique, bien que n'entraînant que rarement la mort immédiate, peut être cause d'accidents mortels à bref délai : coup de chaleur, asphyxie ; ou il peut être urgent d'abattre, pour une fracture par exemple, un cheval en contestation ; il devient nécessaire alors, pour terminer un procès en suspens, de rechercher si réellement le cheval était de son vivant atteint du vice qu'on lui reprochait.

Peut-on toujours, par l'autopsie, avoir des preuves irrécusables de l'existence certaine de ce vice?

Nous n'hésitons pas à répondre à cette question par la négative, attendu qu'il n'y a que le cornage un peu ancien qui laisse des traces matérielles, sur la conséquence desquelles il est impossible de se méprendre: mais le cornage acquis relativement récent, ne laisse aucune lésion pathognomonique, la congestion passive des cordes vocales, l'épaississement de la muqueuse, l'œdème du tissu cellulaire sous-jacent, l'engorgement et l'hypertrophie des ganglions broncho-pulmonaires pouvant exister sans qu'il y ait eu cornage.

Nous en dirons autant de l'atrophie commençante qui, lorsqu'elle se montre sur quelques fibres, ou un mince ruban, peut exister sans avoir provoqué le vice. Il faut pour pouvoir affirmer, sans craindre d'erreur, que l'atrophie soit *notable*, qu'elle n'affecte pas quelques fibres isolées, mais bien des faisceaux entiers ou le muscle lui-même, qui alors offre une teinte rose pâle un peu jaune, un volume amoindri, un aspect granuleux.

La lésion étant presque toujours unilatérale et à gauche, il est facile du reste de comparer les deux côtés.

Si on se trouvait dans la nécessité de conserver une portion du larynx, il faudrait éviter de la mettre dans de l'eau ou dans de l'alcool; on s'exposerait à ne plus distinguer, à première vue, les parties atrophiées de celles qui ne le sont pas; les muscles présenteraient alors une couleur uniforme de chair lavée, et, s'il fallait recourir à une analyse microscopique, l'examen en serait très-difficile; il serait préférable de se servir de la solution de Muller (1) ou de la glycérine salicylatée.

Le cornage chronique constaté sur un cheval, dans une paire, entraîne la rédhibition des deux, à moins qu'il n'en ait été autrement convenu par une convention spéciale. En effet, deux chevaux appareillés, appelés à marcher ensemble, constituent un seul tout: ainsi en a jugé la Cour royale de Paris, le 22 février 1839, dans l'affaire Dufonteny et vicomte Decazes.

Les délais de garantie pour le cornage chronique sont de neuf jours francs; ils commencent à partir du lendemain du jour de la livraison ou du jour *fixé* pour la livraison et courent pendant *neuf jours pleins,* c'est-à-dire que l'acquéreur peut valablement se mettre en règle le *dixième jour* qui suit celui de la livraison effec-

____

(1) Eau 100 parties ; bichromate de potasse 2 ; sulfate de soude 1.

tive ou conventionnelle ; et, si ce jour était un dimanche ou un jour férié reconnu par la loi : Ascension, Assomption, Toussaint, Noël, jour de l'An et fête Nationale du 14 Juillet, la requête et l'assignation seraient valables le *onzième jour*.

Si la livraison de l'animal a été effectuée hors du lieu du domicile du vendeur, ou si après la livraison et dans le délai ci-dessus (neuf jours) l'animal a été conduit hors du lieu du domicile du vendeur, le délai pour intenter l'action sera augmenté à raison d'un jour par *cinq myriamètres* parcourus. Les fractions de *quatre myriamètres et au-dessus* augmentent les délais d'*un jour entier* (Code de procédure civile, art. 1033).

Malgré cette augmentation de délai, la requête, sous peine d'être non recevable, doit être présentée dans les *neuf jours* qui suivent la livraison, au juge de paix du lieu où se trouve l'animal ; ce juge constatera, dans son ordonnance, la date de la requête et nommera immédiatement un ou trois experts, qui devront opérer dans le plus bref délai.

Ces experts vérifieront l'état de l'animal, recueilleront tous les *renseignements utiles,* donneront leur avis, et, à la fin de leur procès-verbal, affirmeront par serment la sincérité de leurs opérations.

Le vendeur sera appelé à l'expertise, à moins qu'il n'en soit autrement ordonné par le juge de paix, à raison de l'urgence et de l'éloignement.

La citation à l'expertise devra être donnée au vendeur dans les délais de *neuf jours, s'il n'y a pas eu de déplacement de l'animal ; ou de ceux-ci augmentés de celui des distances, s'il a été conduit hors du lieu du domicile du vendeur.* Elle énoncera qu'il sera procédé même *en son absence.*

Si le vendeur a été appelé à l'expertise, la demande pourra être signifiée dans *les trois jours, à compter de la clôture du procès-verbal, dont copie sera signifiée en tête de l'exploit* (1).

Si le vendeur n'a pas été appelé à l'expertise, *la demande devra être faite dans les délais de neuf jours augmentés de ceux des distances, s'il y a lieu.*

La demande est portée devant les tribunaux compétents, suivant les règles ordinaires du droit. Elle est dispensée de tout préliminaire de conciliation et, devant les tribunaux civils, elle est instruite et jugée comme matière sommaire.

(1) Le jour de la clôture du procès-verbal ne compte pas. Ici le délai n'est pas ferme ; cependant si le troisième jour était un dimanche ou un jour férié, la demande pourrait être valablement intentée le lendemain (*Presse Vétérinaire,* avril 1885. Garnier).

Si l'animal vient à périr, le vendeur ne sera pas tenu de la garantie, à moins que l'acheteur n'ait intenté une action régulière dans le *délai légal* et ne prouve que la perte de l'animal provient du *cornage chronique*.

Le vétérinaire qui a fourni un certificat peut-il accepter la mission d'expert? L'article 283 du Code de procédure civile dit : *Pourront être reprochés* (comme témoin) ..... *celui qui aura donné des certificats sur les faits relatifs au procès ;* et dans son article 310 : *Les experts pourront être récusés pour les motifs pour lesquels les témoins peuvent être reprochés.*

Un avis ne peut être assimilé à un certificat ; un vétérinaire qui n'aura donné que son approbation verbale ne pourra être récusé ; cependant nous pensons qu'il serait plus logique qu'il refusât l'expertise, de manière à laisser l'examen à trois experts ignorants de l'affaire.

Quand il s'agit d'une contre-expertise, il serait préférable que les contre-experts ne prissent connaissance des pièces du procès qu'après s'être fait une opinion personnelle.

Pendant l'examen, il faut s'abstenir de toute

appréciation à haute voix, de manière à laisser à chacun son libre arbitre et à ne pas opérer de pression morale sur les autres experts.

L'essai terminé, la conviction faite, les experts doivent se borner à exprimer leur jugement par oui ou par non ; le plus ancien recueillant les voix, qui s'expriment en commençant par le plus jeune ; libres, après le jugement prononcé, d'échanger leurs impressions.

Nous nous sommes assez étendu sur les différents moyens à employer pour décéler le cornage chronique, nous n'y reviendrons pas ; seulement nous dirons que, dans une contre-expertise, il faut d'abord se placer dans les mêmes conditions que les premiers experts, puis, s'il y avait dans l'énoncé du jugement invitation formelle de rechercher si le vice existe ou n'existe pas, soumettre l'animal à tous genres d'épreuve que l'on voudra ; il faut, avant tout, répondre aux questions posées et remplir sa mission, sans s'inquiéter de ce qui a été fait précédemment.

Il ne faut pas oublier que des accidents peuvent avoir lieu pendant que l'on examine les animaux. C'est aux experts à prendre toutes les précautions que comportent les circonstances, s'ils ne veulent pas être responsables des moins-values qui peuvent survenir ; il faut qu'ils puissent prouver qu'ils ont agi avec toute la prudence et toute la réflexion que réclament les essais qu'ils doivent faire subir à l'animal.

Caen, le 1er octobre 1885.

FIN.

TABLE DES MATIÈRES.

BAYEUX

IMPRIMERIE TYPOGRAPHIQUE DE O. PAYAN.

9 782329 466156